新世纪全国高等中医药院校创新教材

中医临床前基本技能实训系列教材

温病学基本技能实训

（供中医药各专业用）

主　编　宋乃光　赵岩松

副主编　刘　果　于　河　王雪茜

编　委　（以姓氏笔画为序）

于　河　王雪茜　刘　果

宋乃光　赵岩松　高　伟

中国中医药出版社

·北　京·

图书在版编目（CIP）数据

温病学基本技能实训/宋乃光，赵岩松主编 . —北京：中国中医药出版社，2013.11（2020.8重印
中医临床前基本技能实训系列教材
ISBN 978 - 7 -5132 -1619 -7

Ⅰ.①温…　Ⅱ.①宋…　②赵…　Ⅲ.①温病学说 – 中医学院 – 教材　Ⅳ.①R254.2

中国版本图书馆 CIP 数据核字（2013）第 209642 号

中 国 中 医 药 出 版 社 出 版
北京经济技术开发区科创十三街 31 号院二区 8 号楼
邮政编码　100176
传真　010 64405750
山东百润本色印刷有限公司印刷
各地新华书店经销

*

开本 787 × 1092　1/16　印张 9.25　字数 202 千字
2013 年 11 月第 1 版　2020 年 8 月第 2 次印刷
书　号　ISBN 978 - 7 -5132 -1619 -7

*

定价　25.00 元
网址　www. cptcm. com

中医临床前基本技能实训系列教材

编委会

前　言

现代高等中医药教育自诞生之日起始终伴随着争论与改革，在探索、改革、发展中一路走来。多年的研究和实践表明，高等中医药教育中院校教育改革的核心是建立符合中医学科特点和人才成长规律的课程体系并以恰当的形式付诸实践，其中如何使基础理论课程学习和相应的基本实践技能培训共同提高，全面发展尤其引人瞩目。

中医基本实践技能很多，其中对中医常用诊法的应用技能、对中医常用辨证方法的应用技能、接诊和病历书写、对中药常用饮片的辨识以及对一些常用传统养生康复方法的掌握等在中医入门伊始的学习中非常重要。这些实践技能的培养和训练是中医本科生进一步学习临床各科的重要基础，是联系中医药学基础理论和临床实践的桥梁，对毕业后的临床诊疗水平有重要影响。

"中医临床前基本技能实训系列教材"包括《中医诊断学基本技能实训》、《伤寒论基本技能实训》、《金匮要略基本技能实训》、《温病学基本技能实训》、《中药饮片辨识基本技能实训》和《养生康复基本技能实训》等六个分册，将中医诊断学、中药学、伤寒论、金匮要略、温病学和养生康复等课程的课间见习有效整合，开展实训，分学期、分重点培养学生的中医学基本技能和动手能力，了解和熟悉中医临床诊察疾病的方法和辨证论治的程序，了解和熟悉理、法、方、药综合运用的一般规律，积累一定的临床感性认识，为今后的中医临床学习奠定基础。

"中医临床前基本技能实训系列教材"由北京市优秀教学团队——中医临床前基本实践技能教学团队组织有关专家编写而成，旨在引入新的教育理念，强调以人为本，突出创新意识，强化案例教育，以激发学习者的创造性思维，探索个性化教育，供中医临床基础技能和思维培训各个环节参考使用。通过对实训要求、实训内容和实训重点、疑难点详细分析说明，阐明各部分培训目标和重点内容，并重点对实训操作和思辨进行讲解，通过图解、流程和病例进行说明，注重症状鉴别和证候鉴别。同时提供一定的练习题，以方便教师临床实习带教和学生临床实习。

本套教材能够顺利完成，得益于各位参与者的辛勤努力和无私奉献，也得益于教育部人才培养模式创新实验区项目（项目编号：2007015）、教育部人文社会科学研究"工程科技人才培养研究专项"（项目编号：10JDGC014）、国家实验教学示范中心、北京市优秀教学团队——中医临床前基本实践技能教学团队和国家中医药管理局教育教学改革项目的支持与资助。在此，谨以本套教材的付梓刊印向所有支持中医药教育的人们致以崇高的敬意！

应当指出，由于本套教材倡导的教学思路和模式有一些尚处于研究探索阶段，尽管参加研究和编写的专家都本着对教学高度负责的态度，反复推敲，严格把关，但也难免有疏漏或欠妥之处，敬请广大师生多提宝贵意见，促进中医临床基础技能和思维培训体系研究的发展和完善。

中医临床前基本技能实训系列教材编委会

2012 年 10 月

编写说明

温病学是研究温病的发生、发展规律、诊治和预防方法的临床基础学科，对指导中医辨治急性外感发热性疾病有重要意义。温病学是中医学中的经典学科之一，在中医学中占有重要的地位，其理论和诊治方法有很强的临床实用性，并对临床各科发热性病证的诊治也有指导意义。

温病学以名家辈出、名著芸繁、理论丰富为特点，在不同历史时期分别崛起了新感学说、伏邪学说、温疫学说、中西汇通说、寒温统一论等不同学说，也使温病学的内容不断丰富和充实。随着社会发展，病毒、细菌等致病微生物的变异，导致新型传染病的发生，也为温病学与时俱进，发挥中医治疗特色提供了舞台。目前，在各种传染性疾病及多种临床常见病、多发病方面，温病的理论已被广泛应用。

作为临床基础课程之一的温病学，除教授中医治疗急性外感热病的理论知识外，也是促进学生将已掌握的中医学的基本理论和知识综合，用于临床见习中分析思考，并进一步熟练运用于中医临床实践的学科。为使学生更快掌握中医临床技能，我们组织编写了本教材。

本书的特色主要体现在三方面：一是力求突出温病卫气营血和三焦辨证的思维特色；二是基于《中医诊断学》课程重点，强化外感热病中常见症状、体征及舌脉的诊断技能；三是以典型病案介绍温病常用方的临床应用。虽然有些方剂在《方剂学》或《伤寒论》、《金匮要略》中亦有出现，但药味虽同，而用意有别，本教材着意从温病思维特色角度诠释临证辨治过程。

应当指出，由于本书倡导的教学思路和模式有一些尚处于研究探索阶段，尽管参加研究和编写的专家都本着对教学高度负责的态度，反复推敲，严格把关，但也难免有疏漏或欠妥之处。敬请广大教师和同学共同研究，多提宝贵意见，以促进中医临床基础技能和思维培训体系的不断完善。

《温病学基本技能实训》编委会

2013 年 10 月 1 日

目　录

第一单元　温病常见诊法

　　温病的常用诊法不外望、闻、问、切四诊范围。温病学在自身发展过程中形成了辨舌验齿，辨斑疹、白㾦及辨发热、汗出异常、痉厥等一套较为独特的诊断方法。

　　熟练而正确地应用温病常用诊法，可以为确定温病病因、病证性质、病变部位、邪正消长、治疗等提供依据，故是进行温病卫气营血辨证、三焦辨证的基础。例如在温病发展过程中所出现的典型舌苔和舌质变化，可反映出病变阶段、病情轻重、病证性质、病势进退等情况。由于正确的诊断是进行正确治疗的前提，因此掌握温病的常用诊法具有极其重要的意义。同时，在温病传统诊法的基础上结合现代诊法，对提高临床疗效具有重要的意义。

第一节　辨　舌

【实训内容】

　　舌诊。

【实训要求】

　　1. 了解辨舌诊在温病诊断中的意义。
　　2. 掌握温病发展过程中常见舌苔、舌质变化及其在温病辨证中的临床意义。

【重点和难点】

　　舌诊中相似症状的鉴别及其临床意义。

【实训方法】

　　以教师讲解为主，结合相关图片如舌诊图谱，重点介绍温病的特有诊法舌诊。

　　辨舌，又称舌诊，是温病诊断中的一种非常重要的方法。舌为心之苗，又与肝、肾、脾、膀胱、三焦等许多经络相同，使舌与全身形成了一个整体，许多内在病变可以从舌象上反映出来。尤其在温病过程中，其变化既迅速又明显，凡脏腑虚实、气血盛衰、津液盈亏、邪正消长、病情轻重、病位深浅、预后好坏等等，都能较客观地反映在舌象上。由于舌象的变化快、较敏感，所以在温病诊断中尤为重要，故有"杂病重脉，温病重舌"之说。舌象的变化主要为舌苔和舌质两个方面，舌诊则主要观察它们形态、色泽、润燥以及动态的变化。

一、舌苔

舌苔是由胃气熏蒸而形成的。在温病过程中，由于发热、伤津和脾胃功能失常等原因，舌苔可以有许多不同的表现，临床上主要观察其色泽、厚薄、润燥等情况。舌苔的变化主要反映卫分和气分的病变，尤其能反映出病邪的性质和津液的盈亏。

（一）白苔

白苔有厚薄润燥之分，总的来说，薄者主表，病属卫分，一般见于温病初起，病变尚轻浅；厚者主里，病属气分，多见于湿热为患，如湿温之湿重热轻证。润者主津伤不甚，燥者则提示津液已伤。

温病的主要白苔有以下几种：

1. 苔薄白欠润，舌边尖略红

［临床表现］指舌苔薄而色白，近似常人之苔，惟欠滋润，舌的两边及尖部，比正常舌质略红。

［临床意义］为温病初袭人体，邪在肺卫，多见于风温初起。

［鉴别］风寒表证之薄白苔质地润泽，舌色正常。

实训医案1

周某，女，50岁。

初诊：身热头痛，体温38.3℃，微恶风寒，无汗咳嗽，咽红且痛，口微渴，舌边尖红，苔薄白，两脉浮数。

诊断：风温，侵袭肺卫（上呼吸道感染）。

分析与辨证：该病例以苔薄白，舌边尖红，脉浮数为诊断风温要点。应注意咽部望诊的重要性。

治法：辛凉疏卫，宣肺退热。

方药：薄荷1.5g（后下），前胡6g，浙贝12g，桑叶9g，银花9g，连翘15g，淡豆豉9g，炒牛蒡3g，芦根30g。2剂。

二诊：药后小汗而头痛身热皆止，体温37℃，咳嗽有痰，咽红已不痛，口干，舌苔白而尖红，脉象已变弦滑。风温已解，肺热留恋，再以清解肃化法。

方药：薄荷1.5g（后下），前胡6g，黄芩9g，杏仁9g，芦茅根各30g，焦三仙各9g。2剂。

药后诸恙皆安。

用药分析：温邪侵袭肺卫，以辛凉轻剂取效。需注意是否夹痰夹食，可参以消导之法。

（《赵绍琴医案》）

2. 苔薄白而干，舌边尖红

[临床表现]　较之薄白欠润苔更为干燥，舌边尖之色更红。

[临床意义]　温病邪未解，肺津已伤。可由苔薄白欠润、舌边尖略红发展而来，反映风热之邪较盛而津液已耗；或素体津液亏损而又外感风热者；或外感燥热而邪在肺卫者。

实训医案 2

王某，男，56 岁。

初诊：外感温燥之邪，肺经受灼，口干且渴，发热，微恶风寒，头痛咽红，鼻干且燥，呛咳少痰，小溲色黄，大便略干，舌边尖红，苔薄白且干，脉浮数且右侧略大，沉取弦细数。

诊断：秋燥；温热燥邪，阴分受伤（上呼吸道感染）。

分析与辨证：口渴、鼻干、大便干均是津液不足之象。虽有发热恶寒之象，乃外感之象，需注意津液的盛衰。

治法：清润宣降，肃肺止咳。

方药：北沙参 10g，炒栀皮 6g，前胡 6g，玉竹 6g，芦茅根各 15g，鲜梨一个连皮去核切片入煎。3 剂。

二诊：服 3 剂之后，寒热已退，咽干鼻燥皆减，干咳已轻，大便已畅，脉象数势已差，原方又服 5 剂而痊愈。

用药分析：肺津损伤，以甘寒生津取效，不可过用滋腻之品。

（《赵绍琴医案》）

3. 苔白厚黏腻

[临床表现]　多伴口吐浊厚涎沫，其苔白厚布满全舌，垢腻润泽，紧贴于舌面，其上多有黏涎附着。

[临床意义]　湿热相搏、浊邪上泛，见于湿温湿阻气分而湿浊偏盛者。

实训医案 3

宋某，女，45 岁，干部。1992 年 3 月 13 日初诊。

初诊：患者子宫摘除术后 20 日，现低热不除，体温波动在 37.5℃～38℃之间，伴身重乏力，胸闷纳呆，口干不渴，汗出便溏，舌淡苔白厚黏腻，脉弦细。

诊断：湿阻；脾虚湿困，湿邪弥漫，卫气失宣（术后发热）。

分析与辨证：身重、纳呆为湿阻气机之象；口干不渴即口渴不欲饮，为气为湿阻、津不上承，不可误认为热邪伤津而用滋阴之品。舌象是辨证关键，临证时要仔细分辨湿与热的轻重。

治法：芳香宣卫，醒脾化湿。

　　方药：杏仁10g，白蔻仁10g，滑石10g（布包），佩兰10g（后下），半夏曲10g，茯苓10g，藿梗10g，厚朴花10g，竹叶10g，砂仁6g（后下），炒薏米20g。3剂。

　　低热已除，纳增胀减，现仅便软，纳少乏力，上方减藿梗、佩兰，加炒苍术、焦三仙各10g，以扶脾调中。

　　用药分析：湿重于热，以三仁汤条畅气机，气化则湿亦化。

　　　　　　　　　　　　　[张淑瑛.三仁汤临床新解.北京中医，1994（6）：36-37.]

实训医案4

华某，男，30岁。

　　初诊：身热6~7日，体温39℃，头晕目沉，面色淡白，胸中满闷不舒，周身酸楚乏力，大便略溏，小溲黄短，腰际酸沉，夜寐不安。经中医治疗，先服银翘解毒丸，后又服汤剂，甘寒清气热，以生地、玄参、知母、沙参等为主。药后身热加重，周身乏力，大便溏泻，小溲短少，口淡无味，舌白滑润，根部厚腻，两脉沉濡，按之无力，近似迟缓。

　　诊断：湿温（肠伤寒）。

　　分析与辨证：病属素体中阳不足，脾胃运化欠佳，外受暑湿之邪，留连不去，误服甘寒之品，湿邪增重，气机受阻，三焦不利。湿重于热，故面色淡白，唇口不华，脉象亦为寒湿阻遏中阳之象。

　　治法：拟以芳香宣化，疏调气机，以畅胸阳。俟湿化阳复，气机宣畅，则三焦通利，病自渐愈。

　　方药：淡豆豉12g，炒山栀3g，藿香叶10g（后下），陈香薷1.5g，焦苍术4.5g，厚朴4.5g，白蔻仁3g，杏仁泥10g，川连2g，半夏10g，陈皮4.5g，鲜煨姜3g，冬瓜皮20g。2剂。

　　忌食甜黏及有渣滓食物。

　　二诊：药后身热减退，体温38.5℃，头晕沉重渐解，胸闷渐轻，胸部头额略见小汗，大便仍溏，小溲赤短，腰痛，周身酸楚乏力，苔白滑腻，根部略厚，两脉弦滑力弱，按之濡软。此为暑热、湿邪互阻不化，且过服甘寒，脾阳受遏，三焦不通，气机不畅。再以芳香宣化，通阳祛湿。

　　方药：淡豆豉12g，炒山栀3g，藿香叶10g（后下），香白芷6g（后下），白蔻仁4.5g，杏仁10g，半夏12g，厚朴6g，炒薏米12g，焦苍术4.5g，川连2g，煨姜3g，茯苓皮12g。2剂。

　　三诊：叠服芳化通阳祛湿之剂，自觉通体潮润，已下至两腿，胸中满闷大减，气分已畅，头部沉重渐解，小溲通畅色深，体温37.8℃，大便今日已渐成形，腰痛，周身酸楚乏力，舌苔白腻略厚，脉象已转濡滑，较前有神。暑湿互阻不化，连服芳香宣解，湿邪渐减，热象亦轻，再以宣化上中二焦，希图3周热退为吉。

　　方药：白蒺藜10g，香豆豉12g，嫩前胡3g，香青蒿4.5g，制厚朴4.5g，焦苍术6g，焦薏米10g，制半夏10g，白蔻仁3g，煨姜2g，杏仁泥10g，白米30g（炒焦煎汤代水）。2剂。

　　四诊：身热已退净，体温36.6℃，头部尚觉微痛，大便通畅，咳嗽痰多，口淡无味，舌苔白腻，两脉和缓有神。湿温 3 周而解，遍体潮润，惟胃纳欠佳，脘闷仍不思食。再以辛泄余邪，调和阳明。病虽向愈而正气未复，由虚涉怯，意中事也，饮食寒暖，备宜小心。

方药：白蒺藜 10g，香青蒿 4.5g，粉丹皮 4.5g，厚朴花 4.5g，川连 2g，川贝母 10g，杏仁 10g，香砂枳术丸 15g（布包），范志曲 12g（布包），香稻芽 10g，新会皮 3g，白米 30g（炒焦煎汤代水）。3 剂。

3 剂之后，诸恙皆安，停药后 1 周而饮食二便皆正常，逐渐康复。

按语：湿温乃感受湿热之邪，胶固难解，缠绵难愈。因其高热不退，医者往往执寒药以疗之，每致误事。

用药分析：此为典型的湿温病，经用解表、滋阴法后，湿温之邪黏腻不解，故舌苔白滑，根部尤厚，说明病位已经由上中焦传入下焦，故淡渗利湿之法不可缺。凡舌苔根部厚腻者，病情多迁延，需留心医案进退之法。

（《赵绍琴医案》）

4. 苔白厚干燥

[临床表现] 指苔积较厚，色白干燥。

[临床意义] 脾湿未化而胃津已伤；或胃燥肺气受伤之证，即胃津不足不能上乘，而肺气又伤，气不化液。

5. 苔白腻，舌质红绛

[临床表现] 指舌苔板贴腻垢，而舌质红绛。

[临床意义] 湿遏热伏，一般属气分病变，即湿热性质的温病邪在气分，湿邪阻遏而致热邪内伏；或热毒入营而兼湿邪未化。

6. 苔白腻厚如积粉，舌质紫绛

[临床表现] 舌苔如白粉堆积，满布无隙，滑润黏腻，刮之不尽；舌质则成紫绛色。

[临床意义] 湿热秽浊郁闭膜原，病多凶险，多见于疫病。

实训医案 5

张某，女，29 岁，工人。1975 年 12 月 25 日初诊。

初诊：1 个月前，每日不定时发热恶寒。初期周身寒战，头痛，脘痞腹胀，恶心欲吐。约半小时后又高热，口渴不欲饮，身痛楚，汗后又复恶寒。工厂卫生所按疟疾而服扑疟母星，服药多日未能奏效，每日仍不定时恶寒发热。转陕西中医学院附院内科诊治，化验血液未找见疟原虫，用柴胡注射液治疗。次日适逢寒热复发，即抽血化验，仍未找到疟原虫而遂请中医会诊。诊时，除上述症状外，还见肢厥脉伏，舌苔白滑厚如积粉，舌质四边紫绛。

诊断：湿温（发热原因待查）。

分析与辨证：寒热往来，苔厚如积粉，舌四边紫绛，脉伏，乃湿热伏于膜原之象。

治法：疏利开达膜原。

方药：达原饮加味：厚朴 9g，草果 9g，槟榔 9g，黄芩 9g，白芍 9g，知母 9g，甘草 3g，生姜 3 片。

二诊：服药 3 剂后寒热退净，脘痞腹胀亦减，苔较前转薄，舌质转红。倦怠乏力，不思饮食，脉象濡缓。上方去黄芩加半夏 9g，再进 3 剂。逐渐痊愈出院。

用药分析：湿热伏于膜原的典型见证是舌苔白腻厚如积粉，舌质紫绛，并见寒热起伏及脾胃症状表现。达原饮乃辛燥之方，不可久服。停用的标志之一就是积粉苔的变薄。

（《古今名医临证金鉴》）

7. 苔白如碱

[临床表现] 舌上苔垢白厚粗浊而板滞，有如石碱状。

[临床意义] 胃中宿滞夹秽浊郁伏。见于湿热疫兼胃中宿有积滞者。

（二）白苔之特殊苔

1. 白砂苔（又名水晶苔）

[临床表现] 舌苔白厚燥裂如砂石，扪之粗糙。

[临床意义] 邪热迅速化燥入胃，苔未及转黄而胃津液已大伤，是阳明腑实的特殊舌象，白苔中之可下者；若舌苔变黄则病情加重，证非轻浅。如吴又可所说："舌上白苔，干硬如砂皮，一名水晶苔，乃白苔之时，津液干燥，邪虽入胃，不能变黄，宜急下之。"曹炳章亦说："舌苔燥白砂者，此温邪过重，宜急下之。"

2. 白霉苔

[临床表现] 舌满生白衣，有如霉状，或生糜点，或如饭粒样附着，或如豆腐渣样，刮之易去。多先从咽喉而起，继则延及满舌，甚至满口唇均有白色糜点。

[临床意义] 秽浊之气内郁而胃气衰败，预后多属不良。常见于湿温、伏暑等湿热性质的温病，或温病久治不愈、胃气大伤者。

（二）黄苔

黄苔多由白苔转化而来，为邪热进入气分的重要标志。其也有厚薄润燥之分。

1. 薄黄苔

实训医案 6

李某，男，28 岁。1965 年 3 月 12 日初诊。

初诊：头面肿大 2 日。2 日前上山打柴，返归途中，觉周身不适，回家后当晚即见寒热，头面肿大，似火熏状。口干自汗，纳食尚可，大小便均正常。头面红肿，四肢如常，口气热臭，舌质偏红，苔薄黄，脉象浮数。

诊断：大头瘟（头面部蜂窝组织炎）。

分析与辨证：风温邪毒，外袭肺卫，肌表失疏，毒热向上攻窜头面。苔黄表明气分热盛，薄则说明尚无痰饮积滞兼夹。

治法：速解在表风热毒邪，直折火热之势。

方药：普济消毒饮加减：荆芥 3g，防风 6g，薄荷 3g，银花 15g，连翘 15g，僵蚕 9g，马勃 6g，牛蒡子 9g，甘草 3g。

二诊：（3 月 14 日）服 2 剂药后，寒热解除，头面肿大明显减轻。守上方加板蓝根

9g，再进 2 剂，用法同前，药后诸症均除。

用药分析：风温夹毒，清热解毒同时佐以辛温发散之品，如荆芥、防风，寓"火郁发之"之义。

（《古今名医临证金鉴》）

2. 黄白相间苔

实训医案 7

姚某，女，35 岁，农民，昌化马哨。1964 年 10 月 8 日初诊。

初诊：低热，微恶风寒，头痛，咳嗽咯红或痰中带血，咽鼻干燥，口渴，苔中黄边白，脉弦数。

诊断：秋燥（咳嗽）。

分析与辨证：湿去燥来，秋承夏后，余炎未息。旧有咯血史，本肺肾阴亏，会感受温燥之邪，又由恚怒激动肝阳，木凌土而燥热刑金，风乘火势，血随阳气升腾。邪入气分，故舌苔以黄为主；而燥邪由表入里，表邪未尽，故仍有恶寒发热。

治法：辛凉透泄。

方药：冬桑叶 6g，杏仁 9g，杭白菊 6g，浙贝母 9g，炒条芩 6g，焦山栀 6g，荆芥 6g，淡豆豉 9g，枇杷叶 6g，冬瓜仁 9g，瓜蒌皮 9g，白薇 6g。2 剂。

二诊：头痛恶寒缓解，发热虽不甚，但咳呛、咯红或痰中带血未止。有阳胜阴负之疑，以戢肝阳，清肃肺金，冀待降潜，肺气清润，热可清解，咯红可瘳。

方药：南沙参 9g，女贞子 6g，瓜蒌仁 9g，石斛 9g，丹皮 9g，生白芍 9g，墨旱莲 9g，阿胶 12g，蒲黄炒真柿霜 4.5g，荆芥炭 6g，降香 3g，白石英 15g，嫩白薇 6g，碧玉散 12g（荷叶包煎）。3 剂。

三诊：咯血得止，咳嗽未除，脉见细数，舌苔少津。再拟清润肺金，宁嗽止咳。

方药：川贝母 6g（研粉吞服），南沙参 9g，杏仁 9g，前胡 6g，白薇 6g，海蛤壳 15g，青黛 1.5g（拌），瓜蒌仁 9g，姜竹茹 6g，天门冬 9g，桑白皮 6g，冬桑叶 4.5g，白雪梨 30g（切片入煎），五味子 4.5g。3 剂。

四诊：热清嗽宁，苔润脉和，温燥已解。但肺为娇脏，受燥邪所伤，须以和养肺胃调理。

方药：太子参 12g，北沙参 12g，天麦冬各 6g，川贝粉 6g（冲服），天花粉 9g，明玉竹 9g，葛根 6g，扁豆花 4.5g，白芍 10g，橘白 6g，川石斛 6g，生薏仁 12g。3 剂。

五诊：前方去太子参、川贝粉、扁豆花、白芍、石斛，易潞党参 12g，生晒术 9g，云茯苓 9g，淮山药、炒谷麦芽各 9g。继服 4 剂，再养肺胃保安康。

用药分析：温燥夹肝阳袭肺，辛凉清润为治疗大法，略佐平肝之品，因相生关系，中焦脾胃须兼顾。

［徐坤三. 陈溥泉先生治疗温病验案. 光明中医，1998（2）：39 - 43.］

（三）灰黑苔

温病的灰苔有润燥两大类：其灰而燥者多从黄燥苔转化而来，主热盛阴伤，可参照黄燥、黑燥苔的临床意义理解；其灰而润滑者多从白腻苔或黄腻苔转化而来，主痰湿或阳虚。黑苔，大多数由黄苔或灰苔发展而来，往往是病情危重的标志。

1. 黑苔焦燥起刺，质地干涩苍老

[临床表现] 苔黑而干，中心较厚，焦燥起刺，扪之燥涩无津。

[临床意义] 阳明腑实，肾阴耗竭。见于热结肠腑，应下失下，而致阴液耗竭的危重病证。

实训医案 8

庞某，女，80 岁。

初诊：素嗜鸦片烟已三十余载，经常便秘，大便 7～8 日一行。自 4 月 28 日感受风温邪气，身热咳嗽，咽红肿痛，经中西医治疗 10 天未见好转。目前身热未退，体温38.3℃，两脉细弦小滑，按之细数，头晕心烦，身热腹满，口干唇焦，咽干微痛，舌苔黄厚干燥，焦黑有裂纹，精神萎靡，一身乏力。

诊断：春温（重感冒）。

分析与辨证：老年阴分素亏，久吸鸦片，虚火更甚，津液早亏，病温将及半月，阴液更伤。老年正气不足，热结阴伤，燥屎内结。舌象乃正气大虚，邪热亢盛之象。

治法：急攻其邪以祛其热，扶其气分防止虚脱。

方药：仿新加黄龙汤：鲜生地 60g，生甘草 10g，玄参 25g，麦门冬 15g，赤白芍各25g，当归 10g，生大黄末 1.2g（冲服），元明粉 1.5g（冲服），人参 25g（另煎兑入）。1 剂。

服药约两小时，俟腹中有动静，或转矢气者，为欲便也。需在便前另服已煎好之人参汤 25g，西洋参粉 4.5g，调匀分服，再去厕所，以防虚脱。

患者服汤药后约两小时，腹中痛，意欲大便，即先服人参汤送西洋参 4.5g，再去排便，数分钟后，大便畅解甚多，微觉气短，又服人参汤少许，即复入睡。

二诊：昨服新加黄龙汤，大便已通，未出现虚脱症状，这是在气阴两虚之人身上用攻补兼施方法成功的例证。药后患者静睡通宵，今诊两脉细数无力，身热已退净，体温36.7℃，腹满头晕心烦皆减，舌苔焦黑干裂已除，仍属黄厚近焦，自觉一身疲惫异常。老年病温已久，重伤津液，一时难以恢复，再以甘寒育阴以折虚热，甘微温益气兼扶中阴，饮食寒暖，皆宜小心。

方药：海参片 15g（先煎），沙参 30g，玄参 30g，麦门冬 25g，黄精 25g，鲜石斛30g，生白芍 30g，生熟地各 25g，西洋参粉 10g（分 3 次药汁服下）。3 剂。

四诊：服甘寒育阴兼扶脾胃之后，近几天来，精神渐复，饮食渐增，昨日（19 日）大便又解一次，初硬而后调，舌苔已化，根部略厚，两脉细弱小滑。年已八旬，气阴早亏，又嗜鸦片，阴液消耗过甚，病温半月，正气虚损过度，再以育阴养荣，调理脾胃。前方继进 3 剂。

五诊：一周来，精神恢复接近正常，已能下地活动，胃纳渐开，夜寐亦安，面色已润泽，舌苔基本正常。嘱其每日进薏米百合粥，午服山药粥，晚吃桂圆肉汤，调养半月而愈。

用药分析：本案为老年重病，邪热内结，正气大伤，故以攻补兼施之黄龙汤以求拯救危亡之证。

（《赵绍琴医案》）

2. 黑苔薄而干燥或焦燥

[临床表现] 苔黑干燥无津，但较薄而无芒刺。

[临床意义] 舌体色绛而枯萎不鲜者，为温病后期，邪热深入下焦，肾阴耗竭；苔黑干燥舌质红，兼有心中烦不得卧者，为真阴欲竭，壮火复炽，即"津枯火炽"。

实训医案9

刘式聪乃室，年逾四十，体强，住西乡石牛。

初诊：初患温热，又复生产，而现但热不寒，口渴，两耳无闻，胸满腹满，大便旬余不解之症，脉左手沉数，右手沉实，舌黑。

诊断：风温；气血亏虚，阳明热结。

分析与辨证：脉证合参，此手足阳明实热证也。口渴苔黑，邪火内焚者，火极似水也。大便闭，耳无所闻者，热蒸清窍也。夫胃气以下行为顺，今为邪热蕴结，失其下行之效用，遂致腹痛胸满。病已结热在里，非下夺决无生理，勿守丹溪产后以大补气血为主之诫，宜遵景岳产后有火不得不清，又内伤积滞不得不开通之训。俟下后病退，再服调补之剂。

治法：急则治标，仿仲景治产后实热例，用大承气汤以夺其邪。下后，即用归、芍、地以养其血，玄、冬、生草以滋其液。治分标本先后，庶无实实虚虚之弊。

方药：生锦纹三钱，芒硝钱半，川朴一钱，枳实一钱，水六杯。先煮枳、朴，后纳硝、黄，煮取三杯，分两次服。一剂知，即勿服。

又方：当归身三钱，大生地四钱，生白芍三钱，玄参钱半，破麦冬三钱，生甘草八分。一日大便利，耳能闻，舌黑退，胸腹舒。改服次方，旬余就痊。

用药分析：此妇人虽有阳明腑实证，但正值产后，气血均虚，不能苦寒直下，故加入归、地、芍以养血，玄、冬、草以增液，取增液承气汤之义。可见在运用下法时，应考虑病人之体质强弱，对成方进行化裁，方为下之全法。

（《全国名医验案类编》）

3. 遍舌黑润

[临床表现] 其舌遍体黑润而无明显苔垢。

[临床意义] 温病兼夹痰湿，见于胸膈素有伏痰而复感温邪者。

4. 舌苔干黑，舌质淡白无华

[临床意义] 见于湿温病热入营血，灼伤阴络，大量下血，气随血脱。

5. 黑苔润滑，舌淡不红

[临床表现] 舌苔色黑润滑多津，舌淡不红。

[临床意义] 为湿温病后期湿盛阳微，转化为寒湿。

二、舌质

舌质由血液荣养；在温病过程中，当邪热深入营血、耗血动血时，舌质必有变化。

所以，通过对舌体的色泽、形态等方面的观察，可以辨热入营血的病候，也能反映出邪热的盛衰和脏腑、营血、津液的盈亏。

（一）红舌

指比正常人舌色稍深且满舌红赤之舌，多为邪热亢盛或渐入营分的标志。温病邪在卫分、气分时，舌质亦可变红，但多局限于舌的边尖，罩在苔垢之下，与热入营分后全舌发红而内无苔者不同。

1. 舌尖红赤起刺

［临床意义］心火上炎，见于红绛舌之早期。

2. 舌红中有裂纹如人字形，或舌中生有红点

［临床表现］舌红出现裂纹，或现红星点点。

［临床意义］心营热毒极盛。

3. 舌质光红柔嫩，望之似润，扪之干燥

［临床意义］邪热初退，津液未复。

4. 舌质淡红而干，其色不荣

［临床表现］特殊的红舌，比正常舌色更淡。

［临床意义］心脾气血不足，气阴两虚。见于温病后期，邪热已退，气阴未复。

（二）绛舌

绛是深红色。多由红舌发展而来，病变更为深重，标志邪热已入心营。绛舌出现于舌的部位不同，反映的病变有异，如舌尖绛而干，是心火上炎；舌独中心绛干，是胃热而心营受劫等。

1. 舌质纯绛鲜泽

［临床意义］热入心包。

2. 舌绛而干燥

［临床意义］邪热入营，营阴耗伤。

3. 舌绛上有大红点

［临床意义］心火炽盛，热毒乘心。

4. 舌绛有黄白苔

［临床意义］邪热初传入营，气分之邪未尽。

5. 绛舌上罩黏腻苔垢

［临床意义］热在营血，兼有痰湿或秽浊之气。

实训医案 10

常某，男，62 岁，烧伤医学专家。1998 年 10 月就诊。

初诊：发热一月余。患者两月前去海南岛休假，回京半月后开始高烧不已，时有恶寒，予对症治疗，热退汗出，复而继热，时有恶寒。又由于患者素有心脏病，换用一种抗心律失常药物后，恶寒消失，但高热难耐，并周身突发猩红斑疹，夜间痒甚，西医诊断为"过敏性药疹"，但抗过敏药物无效。时有汗出，咳吐稠痰，脘腹胀满，不思饮食，大便数日不下，口苦，尿黄，舌红绛，苔黄厚腻，脉滑数。

诊断：伏暑（过敏性药疹）。

分析与辨证：病人夏感海南之暑湿，伏藏于内，至北京秋发高热；又因"抗心律失常药"的不良作用，更使暑热内迫营血，湿邪阻于气分，湿热胶结，三焦失利。舌红绛、苔黄厚腻，乃是气营同病、湿热郁阻之象。

治法：疏利三焦，清化湿热。

方药：半夏10g，厚朴10g，陈腹皮各10g，槟榔10g，草果6g，黄芩10g，知母10g，杏仁10g，白蔻仁10g，生苡仁15g，连翘10g，青蒿10g，芦茅根各20g。

4剂水煎服，每隔4小时服一次。

二诊：药后热未退，斑疹仍现。但脘腹胀减，食欲转佳，大便已下但黏而不爽，舌苔薄。湿热渐化，营血热尚未清透。

方药：黄芩10g，知母10g，芦茅根各15g，丹皮10g，连翘10g，紫草10g，半夏10g，厚朴10g，杏仁10g，生苡仁15g，僵蚕15g，蝉衣10g，槟榔10g。6剂。

3剂药后热减（体温38℃），斑疹大部分消减，继续服药，热退汗出畅，口苦减轻，咳嗽如常。舌红苔薄腻，脉滑。

三诊：复感发热（体温38.2℃），咳嗽，胸闷，大便干，尿黄，舌红苔薄黄腻，脉浮数。证属肺胃郁热夹湿。治宜肺清胃，芳香化湿。

方药：藿香10g，苏叶梗各10g，佩兰10g，陈皮10g，厚朴10g，桑叶皮各10g，蒡子10g，僵蚕10g，杏仁10g，连翘10g，芦根15g，薄荷10g。5剂水煎服。随访病愈如常人。

用药分析：暑湿内伏，一因外感邪微，二缘体质正虚；使邪伏于内，并未即发，后伺机而发。绛舌虽为热入营血之象，需注意舌苔厚薄，如舌苔黄腻为湿在气分，热伏血分，气血同病证。当先疏利气分，清热化湿，待内伏湿热除尽，营血热方可得以清化、透达。湿热缠绵，容易反复，当复随治多次，方可得效。

[谷晓红．温病伏邪说指导"疑难性热病"辨证论治探讨．北京中医药大学学报，2001，24（3）：1-2．]

6. 舌绛光亮如镜（镜面舌）

[临床表现] 舌上无苔，色绛而光亮如镜面，干燥无津。

[临床意义] 胃阴衰亡。

实训医案11

卢某，男，10岁。1984年9月14日诊。住院号：6041。

初诊：发热7天，曾在某医院用青霉素、氯霉素治疗，病反加重，体温逐日升高，故转来我院。高热稽留，口干唇燥，渴不欲饮，不思纳食，胸闷烦懊，两胁疼痛，呻吟不止。前天起咳嗽，呛咳无痰，小溲赤少，大便7日未解，两下肢轻度浮肿，舌红绛而光，舌体萎软，脉来细数。听诊心前区可闻及Ⅱ级收缩期杂音，两肺有干湿性啰音。触诊肝脾肿大，两胁叩痛。查血肥达氏反应阳性，肝功能血清谷丙转氨酶90U/L，心电图示一度房室传导阻滞，全胸片示两肺有斑片状模糊阴影，尿检蛋白（++），颗粒管型

（＋＋）。

诊断：湿温（伤寒并发支气管肺炎、肾炎、心肌炎、肝炎）。

分析与辨证：病人高热，经使用抗生素后转为舌红绛，伴舌体萎软，为温邪化燥，胃阴耗伤之象。

治法：养阴退热。

方药：增液汤加味：鲜生地 30g，鲜石斛 30g，全瓜蒌 30g，麦冬 10g，玄参 10g，郁金 10g，枳实 10g，银花 10g，焦山栀 5g，甘草 5g。煎汤代茶频频饮之。

二诊：3 剂两日服完，便下燥屎数枚，胸闷得舒，持续高热，神萎倦怠。原方加减继进。

方药：清豆卷 10g，藿香 10g，知母 10g，麦冬 10g，玄参 10g，黄芩 10g，郁金 10g，枇杷叶 10g，银花 10g，六一散 10g（包），鲜生地 30g，鲜石斛 30g，鲜芦根 30g。5 剂。

三诊：高热渐退，体温 38℃，精神好转，咳嗽减轻，胁痛消失，纳谷稍启。复查心电图正常，尿蛋白（＋）。舌嫩红，舌面微苔，脉细数。湿热逗留气分，阴液耗伤未复，治拟清热化湿，养阴生津。

方药：豆卷 10g，藿佩兰各 10g，杏仁 10g，银花 10g，麦冬 10g，沙参 10g，竹茹 10g，石斛 15g，茅根 15g，麦芽 15g，黄芩 5g，甘草 5g。5 剂。

四诊：体温渐趋正常，咳嗽亦止，舌红苔薄，脉细。拟养阴和中善后。方用藿香、石斛、玉竹、沙参、茯苓、扁豆、苡仁、麦芽等，7 剂。复查尿常规、胸片、肝功能均已正常，痊愈出院。

用药分析：湿温失治，湿热化燥，耗伤阴液，酿成阴亏津竭，临床比较少见。入院时湿热虽盛，而以阴伤热结为关键，予以大剂增液汤养阴增液，救阴解危，增水行舟，润肠统辖。此时若攻下，有邪陷于内、阴竭阳衰之虑。药后大便通畅，热毒有下达之路，气阴有匡复之象。然而湿热留恋，高热不退，以养阴扶正、清疏化湿之法，终于热退神清，诸症悉减，渐入坦途。但湿热未尽，甚防死灰复燃，不可掉以轻心，故以芳香化湿、清轻悦脾之剂清泄余邪，扶脾开胃善后。

[沈端兴. 养阴清热治愈湿温案. 四川中医，1995（5）：32.]

7. 舌绛不鲜，干枯而痿

[临床意义] 肾阴耗竭，病多危重，见于温病后期。

（三）紫舌

紫舌比绛舌其色更深而暗。温病过程中，紫舌多从绛舌发展而来。

1. 舌焦紫起刺（杨梅舌）

[临床表现] 舌体紫红而有点状颗粒突出于舌面，状如杨梅。

[临床意义] 血分热毒急盛。常为热盛动血或动风的先兆。

实训医案 12

宋某，男，3 岁半。1992 年 9 月 21 日就诊。

初诊：患儿于诊前 8 天患感冒，症见发热（38.8℃）、不流涕、微咳。病后 3 天胸背发疹，伴杨梅舌，以猩红热论治，用抗生素治疗，迄今 8 天热不降，疹未退。病后食纳减少，大便干，小便黄。

检查：神乏，面赤，双目红赤，口唇干裂，舌刺红肿，少苔，舌质赤，咽红肿，颈双侧淋巴结肿大。躯干散在有多形性红色斑疹，压之退色。掌趾潮红而肿，心肺及腹部未见异常。脉数有力。检验：白细胞总数 $20×10^9$/L，中性粒细胞 0.65，淋巴细胞 0.35。尿常规未见异常。X 线胸透心肺未见异常。心电图提示心动过速。

诊断：温毒（皮肤黏膜淋巴结综合征）。

分析与辨证：杨梅舌为热毒入于营血，血热亢盛之象。

治法：清营凉血，解毒退热。

方药：清瘟败毒饮与紫草散化裁：柴胡 10g，黄芩 10g，石膏 20g，寒水石 10g，生地 10g，黄连 3g，栀子 5g，连翘 10g，玄参 10g，紫草 5g，菊花 10g，重楼 10g。水煎 2 次，分 4 次，1 日用量，于饭前服下；停用抗生素。

二诊：治疗 3 天热降、疹退，精神状态好转，手足见有片状脱皮。

方药：黄芩 10g，生地 10g，重楼 10g，玄参 10g，青蒿 10g，白薇 10g，石斛 10g，花粉 10g，当归 10g。服 4 天。

三诊：患儿一般状态尚好，但气阴两伤之候未除。

方药：黄芪 10g，太子参 5g，当归 10g，石斛 10g，麦冬 10g，生地 10g，白薇 10g。再服 4 天，诸症悉除，痊愈。

用药分析：皮肤黏膜淋巴结综合征即川崎病，为儿科常见病，杨梅舌为临床特征之一。本病与温病中营血分证表现类似，治疗以清营凉血为大法，如有高热，则为气血两燔，当表里双解。小儿脏腑娇嫩，需注意苦寒药需中病即止，以益气养阴法收功。

[王烈. 小儿皮肤黏膜淋巴结综合征 5 例证治探讨.
长春中医学院学报，1994，10（3）：41.]

2. 舌紫晦而干，色如猪肝（猪肝舌）

[临床意义] 肝肾阴竭。属危重病候，预后多不良。

3. 舌紫而瘀暗，扪之潮湿

[临床意义] 内有瘀血。见于素有瘀伤宿血而又感受温邪者，可伴胸胁或腹部刺痛等症状。

三、舌态

舌态即舌的形态，其变化可以反映出邪正虚实情况，在温病的辨证中具有重要的参考价值。

1. 舌体强硬

[临床意义] 舌质干绛者，热邪亢盛，气液不足，脉络失养，为动风惊厥之兆；若并见舌苔垢腻，多为湿热痰浊郁于心脾，蒙闭清窍之象；若伴见神昏，为邪陷心包的征象。

2. 舌体短缩

[临床意义] 热盛动风，内夹痰浊阻于舌根，阴液失养。

3. 舌卷囊缩

[临床表现] 指舌体卷曲，兼有阴囊陷缩。

[临床意义] 病深入手足厥阴的危重征象。

实训医案 13

徐某，男，30 岁。

初诊：患湿热流火疮疡，当时由两老中医诊治，服药近一月，疮疡渐愈，渐渐饮食不思，卧床不起，甚至精神昏迷，默默不语，舌卷囊缩，曲身而卧，家人推动，毫无知觉，犹如死人。前医束手无策而邀诊。

诊断：湿温。

分析与辨证：家属代诉过去病情，并观前医诸方，尽是寒凉之药，少有开通透达之品。因思湿热患疮，疮虽愈而湿热深入厥阴，风木阻遏而舌卷囊缩，心主之气被蒙则昏沉不识，状如死人。此证比薛氏所示"默默不语，与饮食亦不却"更重一些，然仍为"邪入厥阴，主客浑受"之证。

治疗：取用三甲散原方（鳖甲、龟甲、穿山甲、蝉蜕、僵蚕、牡蛎、土元、白芍、当归、甘草），并不增减。早上服下，至傍晚渐觉灵动，舌卷囊缩渐除，第三天全身发生痒疮，从此遂愈。

用药分析：湿热锢结于里，非用虫蚁走窜，通经活络之品不可。

（《古今名医临证金鉴》）

4. 舌体痿软

[临床表现] 指舌体痿弱无力，不能伸缩或伸不过齿。

[临床意义] 为肝肾阴液将竭之象。

5. 舌斜舌颤

[临床意义] 热入厥阴肝经，动风发痉之候。

6. 舌体胀大

[临床意义] 色赤为热毒侵犯心脾，络血沸腾、气血壅滞之象；兼黄腻苔垢满布者，为湿热蕴毒上泛于舌之象；舌体胀大、色紫晦者，为酒毒冲心之象。

四、舌象的动态变化

（一）舌苔的动态变化

1. 苔色的变化

舌苔从白色变为黄色，进而转化为灰黑色，标志着病变从表入里，邪热由轻转重。温热性疾病：薄白苔转为黄白相间苔，表明病变已从卫分发展到气分；表现为薄黄苔，邪热虽在气分而未炽盛，进而变为黄燥苔，表示气分邪热已盛。灰苔是苔色从黄转黑过程中的一种中间型苔色，苔色从黄转灰，表示邪热进一步深重，再转为黑色，则邪热更甚。湿热性温病：初起时苔多薄白腻，进一步发展成湿热困脾而湿邪偏盛，苔转为白厚黏腻；湿从热化，则白腻苔可转为黄腻苔或黄浊苔；湿邪进一步化燥，则变为黄燥苔，标志着湿热困脾转为邪热入胃；湿邪久延不愈，或过用寒凉或误投攻下，伤及阳气，可衍化为中焦寒湿证候，舌苔由白腻转为灰滑或黑滑。

2. 苔厚薄变化

舌苔由薄变厚，或由厚变薄，与病情进退有直接关系。凡厚浊之苔变薄，板贴之苔化松，都是邪退的征象。其中也有真退和假退之别，正如俞根初所说："凡舌苔由腻化松，由厚退薄，乃里滞逐渐减少之象，是为真退。即有续生薄白新苔者，尤为苔真退后，胃气渐复，谷气渐生之吉兆。"如满舌厚苔，突然退去，舌底仍见朱点，一二日后即续生厚苔，就属于假退。另外有一种厚浊苔垢突然退净，舌质显示光亮如镜，手扪之干燥无津，则属胃阴衰亡，主预后不良。

3. 苔润燥变化

从苔润燥变化可以反映温邪伤阴或温邪化燥的程度。病变初起，津液未受大伤，则苔多润泽；邪热已盛而津液明显受伤，舌苔就会由润转燥；舌苔焦燥起刺，中生芒刺，多为阳明腑实，津液大伤；耗及肾阴，就会出现舌体干瘪枯萎。湿浊偏盛，舌苔多黏腻多津；也有因湿浊中阻而导致津液不布、苔见干燥者，与阴伤所引起的舌苔干燥不同。

（二）舌质的动态变化

1. 苔色的变化

在卫分阶段，多表现为舌之边尖部变红；当发展到气分阶段时，虽然舌质的红色转深，但因舌上的苔垢较多，所以仍表现为舌之边尖部红赤；邪热传入营分，全舌变红而舌上苔垢甚少；营热沸腾，营阴耗伤，则红舌变绛；邪热深入血分，血热炽盛，舌色可转为深绛，甚至紫红；病已到后期，舌色转为光红而嫩，多为肺胃阴伤；舌色绛而不鲜，干枯而痿，则为肝肾阴竭之象。以上是温病过程中舌象变化的一般规律，但也有例外者。如热闭心包时，舌色可表现为纯绛鲜泽，而当由于内闭而导致心神涣散、阳气外脱时，舌质就会由绛而变浅，甚至淡白无华。又如在热甚动血时，舌质深绛，甚至舌紫赤无苔，但动血耗血过甚而血出不止，气随血脱，则舌可变为淡白干瘪。

2. 舌荣枯的变化

舌质的荣枯可以反映体内阴液的盈亏情况。在温病发展过程中，初期时，舌质较润泽；而在邪入气分时，邪热虽重，舌质仍较荣润；邪热内传营分，营阴耗伤不甚时，舌质尚荣润光泽，但邪热化火、耗伤营阴较甚时，舌质较干燥乏津；邪热深入下焦而耗竭肾阴，舌质就会变得干枯萎瘪。

以上是温病发展过程中舌象的一般变化规律，但如属伏气温病，舌质和舌象的变化会有一些特殊之处。例如邪热从血分到达气分，起病之初往往就得以见到舌润而无苔垢，当转出气分时，才逐渐有舌苔分布。当伏热深重时，初起舌质即可见红绛，如营热得以透达，绛舌之色变淡，同时舌苔渐生。如透转气分之邪复陷于营血分，舌质又会变干绛。

此外，在辨舌象时，应注意病变舌象与染舌相鉴别。例如：吃枇杷常使白苔染成黄色；吃乌梅、橄榄能将舌苔变成黑色。染上的假色，大多能拭去，与真正的苔色不难鉴别。常见吸烟多的人，舌苔黄浊微带黑晕；嗜好饮酒者，苔多黄浊。这些均应与病变舌象区别。

附：察咽喉

咽喉亦在口腔之中，可与望舌同时进行。咽喉为肺胃之门户，咽通胃腑，喉通于肺，足厥阴肝脉循咽喉之后，足少阳胆上循咽出于口，足少阴肾脉循喉咙，其他诸经亦多布络于咽喉部。可见，咽喉的异常，可反映诸多脏腑的病变，而尤多反映肺、胃、肾的变化。

1. 咽部漫红充血

[临床意义] 温病初起，邪尚留于卫分，可见双侧咽部漫红充血；单侧咽部漫红充血为久病；咽部漫红上罩薄黏痰液为湿热征象。

实训医案 14

胡某，女，34 岁，护士。2002 年 12 月 6 日就诊。

初诊：高热 39.5℃左右已 1 周，每天清晨 6 时热起，关节酸痛，至下午 2~3 时渐降，热起出汗，汗出热减身痛亦随减。胸闷、心悸、气短，脘腹不适，或恶心，便软欠畅，尿黄热，脉弦数而濡，苔腻黄白相杂，边尖鲜红，咽部漫红，罩薄黏痰液，隐痛，扁桃体略大。此患者发热起伏近一年，近数月来加重。经检查有：心包、胸腹积液，肝脾大，尿有红白细胞。诸检查难以定诊，近以激素及消炎药治疗后，原下午发热转为上午高热。

诊断：发热，三焦湿热（发热原因待查）。

分析与辨证：身热汗出，关节酸痛，脘痞不适为湿温发热之典型表现；舌脉均说明湿热为患；咽部望诊既有漫红充血，又有黏液留滞，为湿热并重。病久邪遏，内侵脏腑，外流经脉，表里混乱，邪热游溢。

治法：疏利三焦，畅气透营。

方药：青蒿 15g，柴胡 10g，半夏 10g，黄芩 10g，白蔻仁 6g（后下），滑石 30g（包），生甘草 5g，板蓝根 10g，丹皮 10g，连翘 15g，赤芍 10g，秦艽 10g，苍术 10g，黄柏 10g。4 剂，每日 1 剂，水煎。

用药分析：湿热郁阻三焦，胶结难解，以清泄湿热、宣畅气机为法。患者服药 1 剂热退，5 日未发，继复感咳热又起。此病复杂，虽有初效，尚难预后。提出与同道共商，亦为湿热病咽部助诊一瞥。

[司庆阳，谷晓红，赵岩松. 孔光一咽部辨治经验初探.
北京中医药大学学报，2003，26（2）：71 - 72.]

2. 咽部鲜红

[临床意义] 温热之邪久居，内传气分。咽不干燥，津伤不甚；咽部干燥，津液已伤。

3. 咽部紫红

[临床意义] 气分之邪不解入于营分，咽部颜色由鲜红转为紫红；春温病则不经传

变直中营血，咽部颜色初期即为紫红且疼痛较重。

4. 咽喉红肿疼痛

[临床意义]伴有发热咳嗽，多属风热袭肺，风温初期最常见到；秋燥病燥热上干者亦可出现。若咽喉肿痛伴有发热，胸痞腹胀，苔黄腻，为湿热蕴毒上壅。

5. 咽喉红肿疼痛溃烂

[临床意义]为肺胃热毒上冲，是烂喉痧必有见症，温疫病热毒上攻亦见此症。若咽喉腐烂而颜色紫黑，为热毒极盛，属危证。

6. 咽干色淡红，不肿微痛

[临床意义]多为气液两虚、虚热上扰而致，常伴喉痒、干咳等症。若咽喉色红色娇嫩，为肾阴亏损，虚火上炎。咽后壁有颗粒状突起，色暗红，为阴液耗损，气血瘀滞。

7. 咽喉上覆白膜

[临床意义]若擦之不去，重剥出血，剥后旋而复生，伴咳嗽声嘶者，为白喉，由肺胃热毒伤阴所致。伪膜久经不退，或自行脱落，喘息痰鸣，咳如犬吠，或直视抽搐，脉绝，属白喉凶证，为疫毒攻心，痰浊郁闭咽喉。

咽喉为肺胃门户，温邪从口鼻而入，首犯肺胃，因此观察咽喉局部的颜色、形态、分泌物等变化，对温病的辨证有重要意义。

本节小结

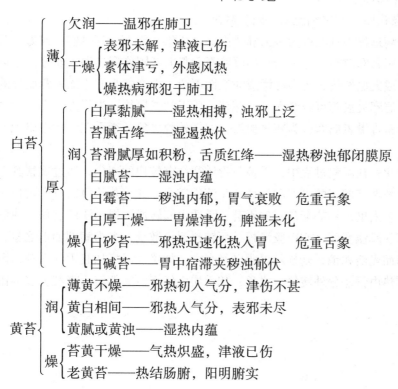

灰黑苔
- 润
  - 遍舌灰黑而腻——夹痰湿　　　　　　　　　　　　　　　　　　　实
  - 灰黑滑润——温病后期，湿从寒化，阴寒内盛　　　　　　　　　　实
  - 灰黑焦燥起刺——阳明腑实，津液大伤　　　　　　　　　　　　　虚实夹杂
- 燥
  - 薄黑十燥或焦枯——肾阴耗竭　　　　　　　　　　　　　　　　　虚
  - 苔黑燥舌红——肾水竭而心火炽　　　　　　　　　　　　　　　　虚实夹杂
  - 苔干黑而舌淡白无华——湿温后期，湿随热化，伤络动血，气随血脱　虚

红舌
- 实
  - 舌尖红赤起刺——心火上炎
  - 舌红中有裂纹如人字形，或舌中生有红点——心营热甚
- 虚
  - 舌光红柔嫩，望之似润，扪之干燥——热退津未复
  - 舌淡红而干，色不荣——气血不足，气阴两虚

绛舌
- 实
  - 纯绛鲜泽——热入心包
  - 舌绛干燥——邪热入营，营阴耗伤
  - 舌绛，上有大红点——热毒乘心
  - 舌绛，苔黄白——邪初传营，气分之邪未尽
  - 舌绛，上罩黏腻苔垢——热在营血而夹痰湿或秽浊
- 虚
  - 舌绛光亮如镜——胃阴衰亡
  - 舌绛不鲜，干枯而痿——肾阴衰亡　危重舌

紫舌
- 热甚——舌焦燥起刺——血分热毒极盛
- 阴竭——舌紫晦而干——肝肾阴竭
- 瘀血——舌紫瘀暗，扪之潮湿——内有瘀血

关于舌色：温病过程中见红舌大多为邪热内盛之征象，或为气分热盛，或为心营火毒。若舌红而苔燥则属邪热在气分；若红赤鲜明而无苔垢者则属邪热深入营分。若热邪初退，津伤失布，或失血伤气，舌多红嫩或淡红而不荣。舌绛多为邪热深入营血分的标志。热极、阴竭、温邪夹瘀等可致紫舌。色深紫、质干枯者属热，为热毒内壅、津枯血络瘀滞之征象；淡紫青滑者属寒，为寒凝血滞、阳气外脱之象。紫舌在温病中出现，多属危重病证。

舌象的动态变化：在温病过程中，舌苔与舌质往往有较快的变化，通过观察其动态的变化，就能有效把握其邪正的进退和气血、津液的盛衰。如舌苔从薄白苔变黄再转为灰黑，表示病邪从表入里，邪势渐甚；如舌苔、舌质由润转燥，提示津液已伤，或湿邪逐渐化燥；如舌苔从厚浊变薄，或由胶滞板结而转浮罩松散状，多为病邪消退之象；如原有舌苔突然退净而光洁如镜，则预示胃阴已经衰亡。如伏气温病初起舌红无苔而渐显舌苔，多为内伏邪热由营血分外转气分之象；如舌质由红绛而突然转为淡红，多为阳气暴脱所致。

第二节 辨斑疹、白㾦

【实训内容】

辨斑疹、白㾦。

【实训要求】

熟悉斑疹、白㾦成因，掌握它们在形态、色泽、分布等方面的变化及临床意义。

【重点和难点】

掌握斑疹、白㾦在温病辨证中的指导意义。

【实训方法】

以教师讲解为主，结合相关图片，重点介绍温病的特有诊法辨斑疹、白㾦。

斑疹、白㾦是温病过程中较常见的体征，观察其色泽、形态、分布等并结合全身表现，有助于了解感邪的轻重、病变的深浅、气血津液的盛衰、预后的顺逆等，对于温病的辨证与指导临床治疗有积极的意义。

一、斑疹

斑疹是在温病过程中出现的皮疹。斑与疹的形态和成因有所不同，诊断意义也有别。因斑与疹每可伴随出现，所以前人经常举斑以赅疹，或名疹而实指斑，也有统称为斑疹者。

1. 形态

斑是指皮疹点大成片，有触目之形，而一般无碍手之质，压之色不退者；疹是皮疹中点小成琐碎小粒，形如粟米，突出于皮肤之上，抚之碍手者。另一种丹痧与疹相类，其形态为肌肤潮红，其上密布细小如针尖状之痧点高于皮肤，抚之碍手，压之退色。疹与丹痧在消退时常有皮肤脱屑，尤以丹痧为甚。

2. 分布

斑的外发，多先起于胸腹，继而分布于四肢；疹的外发有多种形式，其中如麻疹，一般先起自上腭、口腔，继而分布于耳后、头面及背部，再则布于胸腹四肢，约3~4日内，以手足心见疹为出齐；丹痧则多先见于颈项，渐及胸、背、腹部及四肢，一日之内可蔓延全身。

3. 成因

斑疹的发生与邪热波及营血有关，但二者的成因不同。斑多为热郁阳明，胃热炽盛，内迫营血，营血热甚而迫血妄行，血从肌肉外渍所致；疹为邪热郁肺，内窜营分，从肌肤血络而出所成。故陆子贤说："斑为阳明热毒，疹为太阴风热。"可见斑与疹的形成，在病位上有肺胃之异，在病变上有浅深之别。至于丹痧，亦是由气分热毒壅滞，窜于营分，弥漫肌肤所致。

4. 诊察要点

叶天士说："斑疹皆是邪气外露之象。"斑疹透发的色泽、形态、分布状况与邪正盛衰消长有密切的关系，所以透过斑疹状况的诊察，有助于对治疗提供依据。斑疹的诊察及治疗意义有以下几个方面：

（1）观察色泽　凡斑疹色泽红活荣润者为顺，标志着血行较流畅、正气尚充盛、邪热有外透之机；如斑疹色红如胭脂，为血热炽盛之象；如斑疹色赤如鸡冠花，为热毒深重的表现；如斑疹色紫黑，则为火毒极盛所致，病多凶险，然而斑色黑而光亮者，虽属热毒亢盛，但气血尚充，治疗得法，尚可救治；如斑色黑而隐隐，四旁赤色，为火郁内伏，气血尚活，大用清凉透发之际，也有专turn红色而成可救者；但若黑色而晦暗，则为元气衰败而热毒锢结之征象，预后甚差。所以总的来说，斑疹色泽越深，其病情越重，正如雷少逸所说："红轻、紫重、黑危"。但也必须结合临床的其他见证作综合分析。此外，若见斑疹色淡红，多为气血不足、无力透发之象，病情也多较危重。

（2）辨别形态　斑疹的形态与病情轻重、预后好坏有一定的关系，尤其能够反映热毒能否外泄的姿态。如见斑疹松浮色鲜，洒于皮面，为邪毒外泄之象，预后大多良好，属顺证；如见斑疹紧束有根，从皮里钻出，如履透针，如矢贯的，则为热毒深伏、锢结难出之象，属逆证，预后大多不良。

（3）注意疏密　斑疹分布的疏密情况反映了热毒的轻重与正气的盛衰。如斑疹分布稀疏均匀，为热毒轻浅，一般预后较好；如斑疹分布稠密，甚至融合成片者，为热毒深重之象，预后不佳。故叶天士称斑疹"宜见不宜多见"。所谓"宜见"是指斑疹的透发提示邪热得以外透；所谓"不宜多见"是指斑疹过于稠密，为热毒深重的表现，提示病情危重。

（4）结合脉证　辨别斑疹应与全身的脉证表现结合起来。在发斑前每见身壮热、烦躁不安、舌红绛、手足发冷、闷瞀、耳聋、脉伏等症状，在出疹前每见发热、烦躁、面红目赤、胸闷、咳嗽等症状。斑疹透发之后，热势每随之而下降，神情转为清爽，这是邪热通过斑疹透发而外达，属外解里和的佳象；如斑疹透发后热势不退，或斑疹甫出即隐、神志昏聩、四肢厥冷、脉微或伏者，为正不胜邪、毒火内闭的凶兆，其证属逆，预后多不良。

（5）重视动态变化　在温病过程中，斑疹的色泽、形态、分布与全身状况随着病情的演变而有动态的变化，从这一变化就可以推断出邪正的消长、病机的进退。如斑疹的色泽由红变紫，甚至变为紫黑，提示热毒逐渐加重，病情转笃，反之则为病情渐轻之象；如其形态由松浮而变得紧束有根，为热毒深重、毒火郁闭之兆，反之则为热毒外达之象；斑疹分布由稀疏朗润而转为融合成片，为热毒转盛之象，如即现即隐，或甫出即隐，亦为热毒内陷之兆。

5. 斑疹的治疗

斑多属于阳明邪热内迫血分，故治斑当清胃泄热，凉血化斑。疹多属于风热袭肺，内窜血络，故治疹当宣肺达邪，清营透疹。若斑疹并见，治以化斑为主，兼以透疹。斑疹的治疗，当注意一忌妄用辛温发表升提药，以防助热动血；二忌壅补，以免恋邪；三为斑疹初透之际，不可早用寒凉，以防邪热遏伏，变生他证。以上禁忌，临床又不可拘泥，如斑疹之发，因表闭重而出不畅者，可酌用辛温发表。又如斑疹因里实壅盛而蔽伏不透者，也可苦寒通下腑实，里气通畅，表气亦舒，其热自可随之外透。

此外，临床上还有一种"阴斑"，其斑色淡红，隐而不显，分布稀疏，胸背微见数点，伴见四肢厥冷、口不甚渴、面赤足冷、下利清谷、脉不洪数等症。温病中见此阴斑，多为过用寒凉，或误用吐下，导致中气亏虚，阴寒下伏，致无根失守之火载血上行，溢于肌肤所致。阴斑在临床上较罕见，其与实火发斑迥然不同，应注意鉴别。

实训医案 15

某男，18 岁。因全身皮肤出现红色斑疹伴发热 10 天，于 1989 年 7 月 4 日入院。

初诊：患者 10 天前右脚中趾外伤并感染，疼痛剧烈而用氯霉素注射液 1 支外涂患处约两次，第 2 天右侧肢体出现红色散在性点状及片状斑疹，渐由右侧下肢发展到全身、颜面，伴有发热。第 4 天在某医院治疗，诊断为"过敏性紫癜"。用地塞米松、止血芳酸、青霉素静滴。治疗 6 天，病情加剧，体温 38.0℃～39.0℃，尿为淡红色，大便下血鲜红，里急后重，头痛，头晕，眼花，站立不稳。7 月 4 日自动出院到本院治疗。

入院查体：体温 39.0℃，血压 19/12kPa（1kPa = 7.5mmHg），意识清，眼结膜充血，心率 120 次/分，全身见红色或紫红色片状或点状斑疹。血白细胞总数 10.8×10^9/L，尿红细胞（+ + +），大便红细胞（+ + +）。舌红绛，舌中间有黄苔，脉滑数。

诊断：温病发斑（过敏性紫癜）。

分析与辨证：身发斑疹、二便带血、舌绛为热入营血、耗血动血之象；而高热、黄苔、滑数脉为热在气分之象。综上所述，辨证为气血两燔。

治法：清热解毒，凉血止血。

方药：清瘟败毒饮加减：水牛角 30g（先煎），生地 15g，白头翁 15g，赤芍 15g，丹皮 10g，石膏 30g，栀子 15g，黄芩 15g，黄连 10g，血余炭 10g，槐花 15g，地榆 15g。

每日 1 剂，复煎分两次服，另童尿（6 个月内健康男童小便）约半碗口服。每日给地塞米松 5mg，青霉素 480 万 U 静滴。

第二天体温 38.0℃～38.5℃，自觉头痛、头晕、眼花减轻。按上方继续内服中药 3 天，患者体温降至正常，皮肤颜面无新的出血点，原有斑疹渐变紫色或暗紫色，停用地塞米松、青霉素，中药减去水牛角、童尿，另加白及、茜草根和大小蓟，每日 1 剂。继续服药 1 周，复查血压正常，大小便均正常，暗紫色斑疹减少渐消退，按上方加减调理数日，于 7 月 21 日痊愈出院。

用药分析：患者表现以斑疹、发热为主，中医属热毒炽盛，侵入气分、血分所致。热迫血妄行，向外向上见皮肤颜面为斑疹，向下见大小便下血鲜红，脉滑数为实热之象。故以双清气血之法取效。

[何祥光. 清瘟败毒饮治疗温病. 中西医结合实用临床急救，1996，3（10）：46 - 47.]

二、白㾦

白㾦是在湿热性质温病的发展过程中，皮肤上出现细小白色疱疹。诊察白㾦对于辨别邪正的盛衰有一定的参考价值，所以为清代以来温病学家所重视。

1. 形态和分布

白㾦为皮肤上出现的一种小粒疱疹，形如粟米，色如珍珠，突出于皮肤，内含白色透明浆液，一般多分布于颈、胸、腹部，头面部和四肢较少见。白㾦在消退时有细小的皮屑脱落。

2. 成因

白㾦是湿热郁阻气分，蕴蒸于卫表所造成的。其虽发生于肤表，病变部位并不在卫分而在气分。

白㾦每随发热与出汗而透发，因湿热之邪黏腻滞浊，非一次所能透尽，所以常随着身热增高、汗出而即透一批，如此反复透发多次。一般在透发之前，每因湿热郁蒸而有胸闷不舒等症；白㾦透发之后，病邪有外达之机，胸闷等症状也可解除。

3. 临床意义

（1）辨病证性质　在温病过程中见白㾦透发，即可作为诊断湿热病的重要依据，因而白㾦有助于诊断病证的性质。临床上白㾦多见于湿温、暑温、伏暑等湿热性质温病，尤其在对这些病证误用滋腻，或失于轻清开泄时更为多见。

（2）辨津气盛衰　如白㾦晶莹饱满、颗粒清楚，透发后热势递减、神情清爽，为津气充足，正能胜邪，邪却外达之佳象；如㾦出空窍无浆，如枯骨之色，并见身热不退、神志昏迷等症，则为津气俱竭，正不胜邪，邪气内陷的危险征象。

正如叶天士所说："如白如枯骨者多凶，为气液竭也。"

实训医案 16

患者，女，26 岁，船民。

初诊：因恶寒发热 1 周，伴头胀痛、恶心、呕吐，以"湿温"而于 1988 年 8 月 9 日收住院。

入院查：体温 40.3℃，脉搏 118 次/分，神清，面赤气粗，口渴欲饮，身重脘痞，肝肋下未及，脾肋下 2cm，质中，苔燥薄黄，脉滑数。白细胞总数 3.2×10^9/L，嗜酸性粒细胞 0.028×10^9/L；血肥达氏反应示"O"1:160，"H"1:160。入院后体温持续波动在 40℃ 上下，呈稽留热型，患者肌肤灼热无汗，精神萎靡，食纳不振。入院 4 天虽经西药抗生素及银翘白虎汤、羚羊角粉等治疗，热势仍不退。13 日晚加用西洋参 10g 煎汤分服，继予中药清热生津。

诊断：湿温（伤寒）。

分析与辨证：初发恶寒发热伴脾胃不和表现，为外感湿温之邪，表气被郁、脾胃湿滞之象。后湿温入里化热，表现出一派阳明大热、热重于湿的证候。

治法：清热生津。

方药：生石膏 60g（先煎），黄连 4g，知母 10g，淡竹叶 10g，麦冬 10g，生地黄

10g，芦根 15g，北沙参 10g。

2 剂后患者肌肤微汗，颈胸部有散在白㾦显现，摸之碍手，色白不晶莹，治拟白虎汤加味。

方药：生石膏 60g（先煎），黄连 4g，知母 10g，淡竹叶 10g，芦根 10g，天花粉 10g，生白术 10g，西洋参 10g（另煎代茶）。3 剂。

17 日查见白㾦仍显现，但已转晶莹透亮，体温已下降到 38.7℃，中药继以清热化湿、佐以养阴生津 3 日，病情日见好转，体温正常。后以竹叶石膏汤加减清透余邪，益气生津，痊愈出院。

用药分析：本证为湿温化热。在治疗过程中，清润阳明，佐以清利湿热，津足载湿邪以达表，故见发白㾦，实为邪气外达之佳兆。

［胡震宇. 湿温病验案. 浙江中医学院学报，1996，20（5）：53. ］

本节小结

温病过程中出现斑疹，均提示热邪深入营血。斑多为热毒炽盛，郁于阳明，胃热炽盛，内迫血分，灼伤血络，血从肌肉外溢而致；疹为风热伏郁于肺，内窜营分，达于肌肤血络而成。如章虚谷说："斑从肌肉而出属胃，疹从血络而出属肺。"可见，斑疹在病位上有肺胃之别，在病变上有浅深不同。故陆子贤说："斑为阳明热毒，疹为太阴风热。"

斑疹的治疗原则：斑宜清胃泄热，凉血化斑。疹宜宣肺达邪，清营透疹。若斑疹并见，治以化斑为主，兼以透疹。斑疹的治疗，一忌妄用辛温发表升提药，恐助热动血；二忌壅补，以免恋邪；三忌在斑疹初透之机，过用寒凉，以使邪热遏伏，发生变证。

白㾦是湿热病证的重要体征。观察白㾦有助于辨别病证的性质及津气盛衰的情况。水晶㾦，分布均匀，颗粒清晰，透出后热势渐减，神清气爽者，为津气俱足，正能胜邪的佳象。白㾦色如枯骨，空壳无浆，或透发后身热不退，甚则神昏谵语者为津气俱竭的危象。

第三节 辨常见症状

【实训内容】

温病常见症状的辨识及诊断。

【实训要求】

掌握温病过程中常见症状的鉴别诊断。特别是发热、神志异常、痉、厥脱等症的形成机理、类型及鉴别要点。

【重点和难点】

温病辨证中各种常见症状的鉴别及其临床意义。

【实训方法】

以教师讲解为主，结合门诊场景，介绍温病的常见诊法。

在温病过程中，由于卫气营血和脏腑的病理变化，可以产生多种症状。而同一症状可由不同的病因、病机引起，认真辨识温病中常见的临床症状，有助于探求温病的病因、病机，是准确辨证的一个重要环节。

一、发热

发热是各种温病必具的症状。一般说，凡口腔温度超过37.3℃，腋下温度超过37.0℃，或肛门温度超过37.6℃者，即属发热。温病的发热是由于感受温邪后，机体对温邪的一种全身性反应，为正气抗邪、邪正相争的表现。如正能胜邪则热退而邪却；正邪俱盛，则热势持续；发热过甚，可耗气伤津，甚至导致阴竭阳脱而危及生命。

某些内伤杂病也可出现发热，其原因是由于脏腑功能紊乱，气血失和，阴阳失调，阳气偏盛而致；其起病较缓，病程较长，热势多不甚，或时断时续，伴有脏腑、气血病变。温病发热则起病急骤，初期多发热恶寒多见，或见寒战壮热，热势较盛，具有卫气营血各阶段的证候变化，病程相对较短。温病发热与伤寒发热均为外感热病发热，但伤寒发热系外感风寒所致，初起属表寒证，发热较轻而恶寒较重，病变过程多按六经传变，故与温病发热也有所不同。

温病发热有虚实之分。一般而言，温病初起，正气较盛，病变尚轻浅，多属实证发热。温病中期，正盛邪实，邪正剧争，证虽属实，但阴液已有耗伤；其阴伤较甚者，已属虚实相兼之证。温病后期，肝肾阴伤，多属虚证发热；其中有余邪未尽者，多为虚多实少之证。

温病卫气营血各阶段皆可见发热，但其发热表现及伴见症状各不相同，发生的病机也各异，因而对发热的诊断有助于判别病邪之深浅、病情之轻重及病机之进退。温病的发热类型主要有以下几种：

1. 发热恶寒

[临床表现] 发热的同时有恶寒。

[临床意义] 见于温病初起，发热重而恶寒轻，伴见口微渴、咳嗽、咽痛、苔薄白边尖红、脉浮数者，为邪在肺卫之征象。

[鉴别] 伤寒也可见发热恶寒，但一般表现为恶寒重、发热轻，伴见口不渴、舌色正常、脉浮紧，与温病初起的表热证有别。如王学权所说："热邪首先犯肺，肺主皮毛，热则气张而失清肃之权，腠理反疏，则凛冽恶寒，然多口渴、易汗，脉证与伤寒迥别"，说明温病的恶寒不同于伤寒。

[鉴别] 暑热炽盛于阳明，里热蒸迫而逼津液外出，汗大出则气随汗泄而致腠理疏松时，亦可有背微恶寒，亦与表证之发热恶寒不同。邪热在半表半里时，可见发热与恶寒交替而作，与表证之恶寒和发热并见者亦不同。

2. 寒热往来

[临床表现] 恶寒与发热交替出现，定时或不定时发作。

[临床意义] 热郁半表半里，少阳枢机不利之征象。

[鉴别] 另有表现为寒热起伏，即恶寒与发热此起彼伏，连绵不断，多为湿热秽浊郁闭膜原之征象，其寒热之势多呈恶寒重而热势相对不显著。

3. 壮热

[临床表现] 热势炽盛，通体皆热，不恶寒但恶热。

[临床意义] 邪入气分，邪正剧争，里热蒸迫之征象。热入阳明，多呈现壮热。阳明为十二经脉之海，多气多血，抗邪力强。热入阳明，邪正相争，里热蒸腾，外而肌肉，内而脏腑，无不受其熏灼，故壮热而不恶寒反恶热。如吴鞠通说："温邪之热，与阳明之热相搏，故但恶热也。"

4. 日晡潮热

[临床表现] 发热于下午为甚。日晡即申时，相当于午后 3 ~ 5 点。

[临床意义] 日晡潮热是热结肠腑、阳明热结的标志，多伴便秘、苔焦黄等腑实证。潮热伴见口干而嗽水不欲咽，下腹部硬痛，舌见瘀斑或青紫，脉细涩，属瘀热蓄积于下焦；午后低热胶着，手足心热，心烦盗汗，舌红而光，脉细数者，当属阴虚而虚热内生。

5. 身热不扬

[临床表现] 身热稽留而热象不显，即自觉热势不盛，初扪体表不觉很热，但扪之稍久则觉灼手。亦可表现为下午热势稍盛，并伴有汗出热不解、渴不欲饮、胸闷脘痞、身重纳呆、苔白腻、脉濡缓等症状。

[临床意义] 湿温病邪在卫气，湿重于热，热为湿遏，湿蕴热蒸之征象。

实训医案 17

步某，男，18 岁。1992 年 8 月 12 日初诊。

主诉：患者半月前始见发热恶寒，按感冒治疗，恶寒减轻，身热不退。

刻诊：身热绵绵（体温 38℃），午后热甚，头痛身重，胸腹热闷，汗黏衣，脘痞纳差，口干不渴，大便不畅，小便色黄，舌质红，苔白腻，脉濡。

诊断：湿温，湿遏卫气（发热原因待查）。

分析与辨证：湿遏卫气。身热绵绵，午后热甚为湿热郁蒸之象；湿热郁于卫表故而头痛身重；脾为湿土，外感湿邪，脾胃运化不利，脘痞纳差；湿性黏腻，汗出黏衣。

治法：宣化湿热。

方药：三仁汤原方 4 剂，不应。

二诊：查其脉虽濡，沉取尚有力，遂大胆用三仁汤合调胃承气汤化裁。

方药：生苡仁 12g，杏仁 12g，白蔻仁 12g，滑石 12g，半夏 6g，通草 6g，淡竹叶 6g，大黄 10g（后下），芒硝 6g（冲服）。2 剂，水煎服。

1 剂不知，患者求愈心切，半日内服 2 剂尽。至午后泻下秽浊稀便甚多，之后顿觉脘腹轻松，如释重负。至晚身凉脉静，嘱其清淡饮食，调理数日而愈。

用药分析：一诊用三仁汤清热利湿而不解，湿热胶滞肠道，大便不畅，气机不通，为症结所在。二诊加用调胃承气汤，积滞排除，肠腑通利，气机调畅，湿热得以祛除，遂得奏效。

［袁晋河，韩冠先，连化敏．误治病例 4 则分析．江西中医药，1996，27（3）：38.］

6. 发热夜甚

［临床表现］发热入夜更甚。

［临床意义］热灼营阴之征象：入夜阴气盛，营阴得天气之助，与邪相争，故身热夜甚。此外，热入血分，血瘀亦可见发热夜甚。如吴又可所说："至夜发热者，热留血分"，"至夜独甚者，血未行也"。

7. 夜热早凉

［临床表现］至夜发热，天明时热退身凉，多伴见热退无汗。

［临床意义］温病后期，余邪留于阴分之征象：卫气夜行于阴分，与邪相争则发热；日行阳分，邪正分离不争，故无身热汗出。此外，蓄血证可见夜热昼凉。如吴鞠通说："少腹坚满，小便自利，夜热昼凉，大便秘，脉沉实者，蓄血也。"

8. 低热

［临床表现］热势低微，持续难退。

［临床意义］兼见口渴欲饮，不欲食，舌绛光亮者，为胃阴久伤、胃阳独亢的征象。如吴鞠通说："温病愈后，或一月至一年，面微赤，脉数暮热，常思饮不欲食者，五汁饮主之"，"此由中焦胃用之阴不降，胃体之阳独亢"所致。兼见手足心热甚于手足背，舌质枯萎者，为肝肾阴虚、邪少虚多之证。

实训医案 18

丁某，男，7 岁。1991 年 8 月 16 日初诊。

初诊：初秋常嬉戏于田野，风吹日晒，致患干咳无痰半月余，伴见午后低热，口干，纳食减少，舌红苔少，脉细数。

诊断：咳嗽，肺胃阴虚。

分析与辨证：小儿脏腑柔嫩，肺为娇脏，初秋燥气当令，燥热伤肺阴，故见干咳；久之胃阴亦伤，故口干，纳少；午后低热为肺胃阴伤，阴不制阳之象。

治法：清燥养阴。

方药：南沙参 10g，杏仁 10g，贝母 10g，玉竹 10g，花粉 10g，桑白皮 10g，制杷叶 10g。

二诊：服药 3 剂，干咳稍减，时咳少量痰丝，口干咽燥。再予清燥润肺，仿前法加蜂蜜 10g 入药和服。

用药分析：秋燥伤肺，阴液被灼，治以养阴清肺，则肺气清而痰热除，阴液充则燥咳止。喻氏之清燥救肺汤、吴氏之沙参麦冬汤，均可相机采用，因证化裁，效果甚好。

（《全国名医验案类编》）

二、汗出异常

汗液为水谷精微所化生。正常人在天气温暖时，气血趋向体表，腠理疏泄，故常有汗；而当天气寒冷时，阳气内藏，气血趋于里，故少汗或无汗。在正常情况下，汗出具有润泽肌肤，调和营卫，发散多余阳热而调节体温，排除有害物质的作用。在温病过程中，由于感受外邪而致腠理开合失司，或阳热亢盛而迫津外泄，或阴液亏损而致汗源不足等原因，均可出现汗出之异常。临床上通过对温病过程中汗出异常的辨查，有助于了解邪热的轻重浅深和津液正气的盛衰。正如章虚谷说："测汗者，测之以审津液之存亡、气机之通塞也。"

1. 无汗

[临床意义] 见于温病初起，伴有发热、恶寒、头痛、苔薄白等症状，为邪在卫分，邪郁肌表，闭塞腠理所致。见于温病极期，伴有身热夜甚、烦躁、舌绛、脉细数等症状，为邪在营血，劫烁营阴，津液不足，无作汗之源所致。此外，在温病初起时，也有卫气同病或卫营同病者，此时虽可见气分或营分证表现，但其无汗必伴有恶寒、头痛等其他表证表现，仍属邪郁肌表、闭塞腠理所致。

实训医案 19

叶某，男，7 岁。1994 年 7 月 10 日初诊。

初诊：月初因发热不退，曾入某院治疗，经全面检查无特殊，诊断为流感，治疗 7 天，热仍不退。病孩面赤，神烦，壮热（40.2℃），无汗，胸痞，肌肉疼痛，溺黄，口苦不渴，舌赤，苔黄，脉数，寸浮关滑。

诊断：暑温（流行性感冒）。

分析与辨证：病人脉浮说明暑邪仍在肌表，壮热为热入气分之典型发热，所以本病乃卫气同病。无汗、肌肉疼痛为暑邪夹湿内闭气机，肌腠闭阻不通之象。

治法：清化暑热，兼以解表化湿。

方药：清络饮合鸡苏散加减：丝瓜络 15g，荷叶 15g，金银花 15g，淡竹叶 15g，扁豆花 15g，西瓜皮 25g，滑石 25g，甘草 5g，薄荷 7g。1 剂，水煎服。

服药后约黄昏时微汗，体温始降，又将药渣再煎服 1 次，入夜汗出溱溱，热随汗退，翌晨已退至 37.5℃，脉数大减，惟口渴思饮，再予竹叶石膏汤 2 剂病愈。

用药分析：吴氏清络饮原治暑温余邪未净，用治伤暑初起亦效。又薛氏《湿热条辨》第 21 条云："胸痞发热，肌肉微疼，始终无汗者，腠理暑邪内闭，宜用六一散一两，薄荷三四分，泡汤调下即解。"妙在以一味薄荷，辛开气机以助邪外达。

[马风彬. 何炎燊老师治疗温病经验. 新中医，1997，29（5）：10-11.]

2. 时有汗出

[临床表现] 汗随热势起伏而时出。一般表现为汗出热减，继而复热，为湿热郁蒸之象。

[临床意义] 多见于湿温病和暑湿之证。

[鉴别]体虚外感风寒所致的中风也可见时有汗出，但中风兼有恶风、周身酸楚、苔薄白、脉浮缓等症状，而湿热郁蒸则有湿热蕴郁中焦的气分见证，两者的表现和病机各不相同。正如吴鞠通所说："若系中风，汗出则身痛解，而热不作矣；今继而复热者，乃湿热相蒸之汗。湿属阴邪，其气留连，不能因汗而退，故继而热。"

3. 大汗

[临床表现]全身大量汗出。

[临床意义]温病过程中每可见大汗，如伴有壮热、大渴、脉洪大等症状，为热盛阳明而兼有气阴不足；如表现为骤然大汗、淋漓不止，并见气短神疲、甚则喘喝欲脱、唇干齿燥、舌红无津、脉散大等症状，为津气外脱的亡阴征象；如表现为冷汗淋漓不止，并见肤冷肢厥、面色苍白或青惨、神气衰竭、语声低微、舌淡无华、脉微欲绝等症状，为气脱亡阳征象。

实训医案 20

王某，男，3 岁。1981 年 10 月 6 日初诊。

初诊：患儿 9 月 15 日突发高热，其母按"感冒"治疗，自购复方新诺明、A.P.C、维生素 C 等口服无效，体温升至 40.3℃，9 月 17 日即送某人民医院儿科诊治。经多方检查未找出原因，给予支持对症治疗，体温时升时降，高时可达 40℃以上，降时一如平常。如此延续多日，遂邀李师会诊，改服中药治疗。刻诊：体温 40℃，面红目赤，视物昏花，烦躁不安，胸闷气粗，口苦咽干，唇周起疱，渴欲饮冷，大便秘结，小便短赤，蒸蒸汗出，不欲饮食，舌红光燥无苔，脉弦数。主管医师介绍：热型不规则，热盛时壮热不已，喜凉恶热，热退时啬啬恶寒欲加衣被；心率 120 次/分，律齐，呼吸音粗糙；胸透无明显异常；血尿常规正常。

诊断：感冒，少阳阳明合病。

分析与辨证：壮热、大汗、口渴、脉数乃热在阳明，而热退后伴恶寒，脉见弦象则为邪犯少阳。因此辨证为感受外邪，阳明热盛兼营卫不和，少阳枢机不利。蒸蒸汗出乃热迫津液外泄所致。

治法：清泄阳明，辅以调和营卫，疏通表里。

方药：白虎汤合小柴胡汤加减：生石膏 25g，知母 6g，白芍 6g，丹参 6g，北沙参 6g，柴胡 6g，黄芩 3g，大黄 2g，桂枝 2g，粳米 30g（等量糯米代），甘草 3g。水煎 2 次混兑，分 6 次日夜服。

10 月 7 日再诊：高热已退，便通脉平，无恶寒之象。再以上方去大黄，减石膏量至 20 克，1 剂分 3 次服。

10 月 8 日三诊：热未再起，遗口干思饮，不欲饮食。此为长时间高热，脾胃之阴大伤，运化之机失常。应继以健脾开胃，益阴生津。药用：潞党参、太子参、炒山药、炒扁豆、云茯苓各 6g，炒山楂、生麦芽各 6g，地骨皮 5g，炙甘草 3g，大枣 3 枚。连用 3 剂，食纳如初，余症悉除。

用药分析：少阳阳明合病，阳明热炽未有内结之象，以白虎清泄阳明，小柴胡和解少阳而愈。

（《古今名医临证金鉴》）

4. 战汗

［临床表现］病人先全身战栗，继之热甚，并见全身大汗，汗出后热势骤降。

［临床意义］邪气留连气分，邪正相持，正气奋起鼓邪外出之征象。在战汗欲作时，常可见四肢厥冷、爪甲青紫、脉沉伏等先兆。

温病过程中发生战汗往往是疾病发展的转折点。如战汗后，热退身凉，脉象平和，为正能胜邪，病情向愈之佳象；如战汗后，身热不退，烦躁不安，为病邪未衰；如战汗后，身热骤退，但冷汗淋漓，肢体厥冷，烦躁不宁或精神委顿，脉急疾而微弱，此为正不胜邪，病邪内陷而阳气外脱之象。此外，还有全身战栗而无汗出者，多因中气亏虚，不能升发托邪所致，预后甚差。正如吴又可所说："但战而不汗者危，以中气亏微，但能降陷，不能升发也。"

三、口渴

口渴是温病常见症之一，或为津液耗损，或为阴津不布引起。通过对口渴程度、喜饮不喜饮、喜热饮或喜冷饮等的辨别，可判断热势盛衰、伤津多少以及津液不能正常敷布的原因等。

1. 口渴欲饮

［临床意义］为热盛津伤的表现。邪在卫表时，伤津不甚，口渴很轻，饮水少；邪入气分，津液受伤较重，口大渴喜凉饮，并见壮热、汗大出等症，多为阳明热盛，胃津受损引起。

实训医案 21

杨某，42 岁。1979 年 1 月 2 日初诊。

初诊：发热，口大渴，恶热，汗出三日。病者袒胸卧，床无帷帐，身热气粗，遍身汗如雨淋，脉洪大而数，舌薄黄无苔垢。

诊断：发热，阳明热盛（发热原因待查）。

分析与辨证：大热、大渴、大汗、脉洪大，此即仲景《伤寒论》之阳明热病也。但病在经而不在腑，邪在气而不在营，风雪严寒中，见此大寒大热之证，其人阳气素盛，邪气向外而欲自解也。

治法：清热养阴生津。

方药：生石膏三两（研细），生甘草一两，天花粉三钱，麦冬肉三钱，肥知母三钱，香粳米三钱，大竹叶三钱。二剂后即热退身凉，稀粥调养，未再服药而竟愈。

用药分析：此案发于严冬，但病者却呈现一派阳明热盛之象，或与其体质有关。故治疗时不可拘泥于"用寒远寒"之训，有是证用是方，胆大心细，方为良医。

（《中国现代名中医医案精华》）

2. 口渴不欲饮

［临床意义］为湿郁不化、脾气不升、津液不布所致。薛生白说："热则液不升而口

渴，湿则饮内留而不引饮。"并见身热不扬，胸脘痞满，舌苔白腻等，多见于湿温初起湿邪偏盛之时。温病兼夹痰饮，亦渴不欲饮，或渴喜热饮，但所饮不多，或饮下不舒。至于邪热传营，口干反不甚渴饮，系邪热蒸腾营阴上升所致。

实训医案 22

王姓商人，年逾不惑。

初诊：患湿温证，起病一周，始属发热无汗，形寒肢痹，胸痞不渴，投以藿香正气散加减。药后汗出而热不退，入夜神志如蒙，时时谵语，苔转黄腻，脉滑而数。疑其病邪内陷，改用清宫汤加至宝丹连服两剂，身热仍炽，神志时明时昧。

检查：视其苔黄垢腻，舌虽红而不绛，时或谵语，但问话则对答如常，自述胸脘窒塞异常，口渴而喜热饮。

诊断：湿温（肠伤寒）。

分析与辨证：胸脘痞塞、口渴喜热饮均是湿热闭阻气机之征象；舌红而不绛则说明邪不在营分；苔黄垢腻、时或谵语为湿热酿痰上蒙清窍之象。

治法：清宣湿热，豁痰泄浊。

方药：白蔻仁、杏仁、生苡仁、朱染滑石。

石菖蒲、广郁金、炒香豉、焦山栀、带心连翘、生枳实、淡竹沥、玉枢丹。

服药两剂，神志转为爽朗，肌热略减，汗出黏手，颈胸白痦已现，口渴不思多饮，苔黄厚腻，脉濡滑数。再于前方去玉枢丹、豆豉，加川连、全瓜蒌。又服两剂，汗出溱溱，热已挫降，腹行甚畅，胸腹白痦透达，晶莹饱满，痰浊已得下达，湿热亦有出路。续与三仁汤加减，调治一周，身热退净，白痦渐回，胸闷已开，思饥能寐。仍投芳香淡化，以靖余氛。嘱其避风寒，慎饮食，又旬日停药而愈。

用药分析：病者患湿热蒙闭清窍，神志为之弥漫，与热入心包之高热神昏不可同日而语。病在气分，安得妄投清心开窍？尚未引邪内陷，亦云幸矣。

（《古今名医临证金鉴》）

3. 口苦而渴

［临床意义］为邪热化火，津液受伤之象，主要见于胆火内炽或里热亢盛而化火、热毒亢盛之证，同时可伴见心烦、尿赤、脉弦数等症状。

4. 口淡乏味

［临床意义］多为湿邪偏盛、脾气受困之证，多见于湿温病后期脾胃之气未复时。

5. 口黏发干

［临床表现］口中黏腻而有甜味，可伴有吐出浊厚涎沫，又称为脾瘅。

［临床意义］湿热蕴于脾胃，湿浊上犯之证。

6. 口渴而臭

［临床表现］患者口中有秽浊而口渴，甚至口中有秽气喷人。

［临床意义］多为胃中有积热上冲，根据邪热性质不同，可分别择用清胃热之白虎汤，或通腑实之承气汤，或用清热解毒泻火的清瘟败毒饮。

四、神志异常

在温病过程中出现神志异常是邪犯心神所致，多属病情危重的表现。因其产生的原因较复杂，来势急骤而变化迅速，故必须细查明辨。

心藏神，主神明思维，而心包络代心行令，所以一般认为温病过程中的神志异常其病位在心包络。如叶天士说："吸入温邪，鼻通肺络，逆传心包络中，震动君主，神明欲迷。"而心神又赖血液滋养，与心主血脉的功能密切相关，正因为心主血属营，所以当邪热入侵营血分时，必然会扰乱心神，而导致神志异常。此外，明代的医家李时珍又提出"脑为元神之府"，其与人的神志活动有着直接的关系，这与"心藏神"的理论可以互参。正如何廉臣所说："盖以脑为元神之府，心为藏神之脏，心主神明，所得乎脑而虚灵不昧，开智识而省人事，具众理而应万机。"所以温病患者神志异常的病理基础实与心脑受邪热侵犯直接相关。由于邪热之性暴烈，攻窜升腾，易内陷犯及营血、内脏，若犯及心脑，必损及神明而致神志异常。此外，温病的神志异常还每与湿、痰、瘀等病理因素有关。因湿为阴邪，其性重浊黏滞，湿与温相合蒙闭于上，浊邪害清，也可以使神明失用而神志异常。

1. 神志昏蒙

［临床表现］表情淡漠，神呆寡言，意识模糊，时清时昧，似醒似寐，时有谵语，时可见嗜睡如昏，但呼之能应。可伴见苔厚腻等痰浊症状。

［临床意义］湿热酿痰蒙闭心包，扰及心神之征象。

2. 神昏谵语（简称昏谵）

［临床表现］神志不清，意识丧失，语无伦次或胡言乱语。

［临床意义］多为热扰心包或邪热内闭于心包之征象。如见心烦不安，时有谵语，而身热夜甚，或斑疹隐隐，舌绛无苔者，为营热扰心所致；如见昏谵似狂，身灼热，斑疹显露，吐血、便血者，则为血热扰心所致；如见神昏而体热肢厥，舌謇语涩，舌纯绛鲜泽者，为热陷心包、扰乱神明所致。此外，如见神昏谵语，语声重浊，身潮热，便秘或热结旁流，腹满硬痛，舌苔黄燥焦厚者，则为热结肠腑、胃热扰心的气分病变；若伴见肢厥，舌謇语涩，神昏较甚者，亦须注意有热结肠腑而伴热陷心包之证。

3. 昏聩不语

［临床表现］意识完全丧失，沉迷不语，呼之不应，甚至对外界各种刺激全无反应，是神志异常中昏迷程度最深者。

［临床意义］多为热闭心包，或邪热夹痰闭阻心包，或瘀热闭阻心包之象。其中有属于内闭而兼外脱者，则可见肢体厥冷，面色灰惨，舌淡无华，脉微欲绝等症，此种神昏又称神散，系心神失养、神无所倚而致神志异常。本证除了可见于内闭外脱证外，在汗、泻、亡血太过时，均可因阴竭阳脱而致神散，属于危笃之证。

实训医案23
王某，男，34岁，农民。

初诊：因发热 9 天，神志不清，反复抽搐 6 天，于 1996 年 8 月 28 日入院，经西医检查确诊为"病毒性脑膜炎"。行气管切开后人工呼吸机维持呼吸、抗感染、神经营养剂等治疗，仍昏迷不醒，发热不退，时时抽搐，遂请中医会诊。

诊查：身热汗出，昏聩不语，舌謇，张口不能，痰多，舌边尖红，苔黄白厚，脉弦滑数，重按无力。

诊断：暑温（病毒性脑膜炎）。

分析与辨证：病发于夏季，高热神昏，为暑温夹湿，蒙闭心包，神明被闭之象。病人兼见汗出、舌謇、痰多，为暑邪灼伤津液，痰热动风所致。

治法：解暑清热，豁痰开窍。

方药：①安宫牛黄丸，早晚各 1 丸，凉开水溶化后鼻饲。②生石膏 30g（先煎），石菖蒲 10g，川贝母 10g，胆南星 10g，天竺黄 12g，知母 12g，连翘 12g，瓜蒌皮 12g，大青叶 20g，太子参 20g，天花粉 15g，板蓝根 15g。每日 1 剂，取汁 400ml，分 4 次鼻饲。

服药 1 周后再诊时，患者神志已转清，对答尚可，热亦退，二便调。但汗多，舌边尖红、苔黄白，脉数无力。病情明显好转，治宜清除余邪，益气生津。

方药：①西洋参 10g，炖服。②太子参 15g，板蓝根 15g，连翘 15g，天花粉 15g，瓜蒌皮 15g，白扁豆花 15g，川贝母 6g，糯稻根 30g，甘草 3g。每日 1 剂煎服。调治月余而愈。

用药分析：暑热蒙闭心包，以甘寒配苦寒清透暑热，并以芳香开窍之安宫牛黄丸开达心神。

[曾庆利. 热病神昏的中医辨治. 新中医，1999，31（4）：61 - 62.]

4. 神志如狂

[临床表现] 神志昏乱，躁扰不安，妄为如狂。

[临床意义] 多为蓄血证的表现，但有膀胱蓄血、肠腑蓄血之分。

吴又可指出，温病胃肠蓄血多，膀胱蓄血少。胃肠蓄血，除神志如狂外，兼见喜忘、大便色黑；膀胱蓄血则兼见小腹硬痛，小便自利。热入血室，亦多有谵语如狂的表现，然系月经中受邪，兼寒热往来，胸胁硬满疼痛等，可与膀胱蓄血或胃肠蓄血作出鉴别。

实训医案 24

袁姓男子。

初诊：起病旬日，始则恶寒发热，头痛身疼，继之但热不寒，入夜尤甚，精神烦乱，喜笑如狂。某医叠进大量寒凉及至宝、紫血之属，未见寸效，邀家父诊治。

诊查：脉沉滑而有力，舌苔灰黑燥裂，舌质紫绛，按其腹急结而痛，大便闭结不通，小便自利。

分析与辨证：此证乃源于瘀热相搏，蓄血下焦。如仲景所谓："太阳病……脉沉结，少腹硬，小便自利，其人如狂者，血证故也。"发热夜甚，为邪在阴分之热型；神志昏迷又见少腹急结而痛，舌紫绛，小便自利，为蓄血发狂之典型表现。

诊断：发热，下焦蓄血。

治法：泄热祛瘀。

方药：生大黄 18g，元明粉 12g（冲），桃仁 9g，当归 9g，生甘草 6g，犀角尖 2g（磨冲）。

服 1 剂大便得通，下行紫瘀如泥，极其臭秽，妄言即止，神志亦清，汗出热减，诸恙息平。惟感倦乏殊甚，口干舌燥，苔仍灰腻少津，脉象弦细而数，良由热结伤津，阴液受劫，再进养阴清营之剂。

方药：京玄参 18g，大生地 15g，麦冬 9g，北沙参 12g，甘草 6g，生白芍 9g，川水莲 3g，鲜石斛 30g，鲜藕汁 1 盅（冲）。

连进 3 剂，舌津已回，灰黑之苔渐退，脉静身凉，知饥思食，续予益胃生津 2 剂，调理而愈。

用药分析：下焦蓄血，必以咸寒沉降之品配活血导滞之药引瘀血下行，从大便而出。

（《古今名医临证金鉴》）

5. 瘥后神昏

[临床表现] 温病瘥后，神志始终不清。

[临床意义] 病后正气已虚，余邪陷于经脉，与营血搏结，气钝血滞，心主阻遏，灵气不通，而致神志不清，昏迷默默；其次是余邪留伏心包，扰乱心神所致。

正如余师愚所说："言者心之声也，病中谵妄，乃热扰于心。瘥后多言，余热未净，譬如灭火，其火已熄，犹存余焰也。"何廉臣说："凡温热证新瘥后，十余日或半月渐至沉昏者，皆缘发汗未尽，余邪在于心包故也。"

五、痉

痉是指肢体拘挛强直或手足抽搐，在温病过程中出现痉证，多为肝风内动所致，也是一种病情危重的标志。此外，在动风发痉时每伴有神志不清、四肢厥冷，即厥的表现，所以痉厥又常并称。

肝为风木之脏，主筋脉，当温病邪热炽盛熏灼筋脉，或阴液亏损而致筋脉失养时，均可造成筋脉拘急或抽搐而成痉证，即所谓肝风内动。根据痉证产生的原因不同，温病痉证有实风与虚风之不同。

1. 实风内动

[临床表现] 痉证发作急骤，抽搐频繁有力，可表现为手足抽搐，两目上视，牙关紧闭，颈项强直，甚至角弓反张，同时可见壮热、神昏、脉洪数或弦数有力等症状。

[临床意义] 为邪热炽盛，热极生风，筋脉受邪热燔灼所致。实证动风可见于气、营、血分邪热盛阶段，如伴见壮热、渴饮、有汗、苔黄燥者，多为阳明热盛引动肝风；如伴见身高热、咳喘、汗出者，为肺金邪热亢盛，肝火无所制而肝风内动所致，即所谓"金旺木囚"；如伴见身灼热，发斑疹或吐血、便血，神昏谵语者，则为心营热盛或血分热盛而引动肝风。

邪热内陷足厥阴肝经而致肝风内动，往往也同时伴有邪热陷于手厥阴心包经而出现神昏谵语，此时痉厥并见，每统称其病机为热陷厥阴。

实训医案 25

患者，男，41 岁，已婚。1975 年 7 月 6 日初诊。

初诊：高热、神昏、抽搐 4 天。1 周前因内窥镜检查不慎造成肠穿孔合并急性腹膜炎。在某医院急诊行结肠造瘘术，术后 3 天出现壮热、谵语、腹胀等症。予服增液承气汤加桃仁、红花 1 剂，药后出现痉厥、撮空等危症。西医诊断为"脑炎"。经西医治疗无好转，故来我院。1974 年始患泄泻，至此次入院前未愈，诊断为"过敏性结肠炎"。

会诊时症状：灼热夜甚，体温波动于 38.5℃ ~ 40℃ 之间。昏聩不语，痰鸣肢厥，两手撮空引线、循衣摸床，时有抽搐，两颧潮红，目陷睛迷。舌体短缩，舌质红绛而光，散在数点米粒大小白霉苔。脉象右部洪大，左部弦滑，轻取数急，按之空豁。

诊断：暑温（脑炎）。

分析与辨证：高热伴神昏，喉中痰鸣，为痰热动风，邪入手足厥阴，有内闭外脱之势。

治法：辛凉开窍，益气扶正。

方药：党参 30g，苍术 10g，茯苓 10g，甘草 6g，生地 15g，白芍 10g，当归 10g，川芎 6g，双花 30g。送服安宫牛黄丸两粒。

二诊：患者灼热，神昏谵语，肢冷，颈项强直，手足抽搐频作，舌象如前，脉象弦细数，应指坚硬不和。辨证为手足厥阴俱病，热在营分，邪实正虚。立法为清肝凉营息风，佐以益气开窍。

方药：羚羊角 6g（另煎），钩藤 15g，麦冬 15g，生地 30g，莲心 6g，太子参 30g，丹皮 12g，牡蛎 30g，双花 30g，连翘 15g，甘草 5g。3 剂，每日 1 剂，送服安宫牛黄丸 1 粒。

三诊：神志渐清，厥回痉止，午后热升，38℃ 左右，汗热而黏，心中动悸，形消神倦，手足蠕动，舌绛干痿，脉细而促。证为邪少虚多，气液俱损，虚风内动。治法滋液息风，佐以益气。

方药：党参 30g，麦冬 15g，五味子 10g，生地 30g，枣仁 15g，沙参 30g，龙齿 30g，牡蛎 30g，磁石 15g，龟板 30g，鳖甲 30g，玄参 15g，双花 30g，甘草 6g。3 剂，每日 1 剂。

四诊：灼热肢厥，午后热重，脉细弦数。前方去五味子、龟板，继服 3 剂。

五诊：昨起战汗 2 次，汗后身热复升。夜热早凉，神倦肢冷，手足蠕动，舌颤语涩，舌红绛少苔，脉弦细数，应指虽觉稍硬而按之少力。证为气阴俱虚，热留阴分，风阳未靖。治以益气透热，养阴息风。

方药：太子参 60g，黄芪 30g，白芍 15g，沙参 15g，地骨皮 15g，丹皮 12g，牡蛎 60g，鳖甲 30g，青蒿 10g，知母 15g，白薇 15g，芦根 30g，佛手 10g，陈皮 10g，甘草 15g。3 剂。

六诊：患者于昨晨战汗后热退厥回，精神转佳，能进饮食，惟午后略有低热，舌红少苔，脉细无力。邪去正虚，法当益气养阴和胃。方以沙参麦冬汤加减。

七诊：神气清爽，面色转佳，语言清晰，能下床活动，惟感食后腹胀，气力不济，舌质淡红，舌苔薄白腻，脉象虚缓。以调理脾胃之剂善后。药用党参、茯苓、白芍、陈皮、白蔻、内金、佛手、沉香曲、大豆黄卷、花粉、甘草等味加减。半年后体质恢复，行结肠造瘘吻合术。康复出院，至今健在。

用药分析：暑温内闭，外有正气欲脱之象。故以益气扶正、养阴生津、柔肝息风叠进，必辅以清热开窍之法，待神清后，再依证治之。

[吴林鹏. 张先伍暑温救治验案辨析. 天津中医，1995，12（1）：4-5.]

实训医案 26

徐孩。

初诊：发热6天，汗泄不畅，咳嗽气急，喉中有痰声辘辘，咬牙切齿，时时抽搐，舌苔薄腻而黄，脉滑数不扬，筋纹色紫，已达气关。前医叠进羚羊、石斛、钩藤等，病情加剧。

诊断：风温（急性肺炎）。

分析与辨证：痰热痉厥。无形之风与有形之痰热互阻肺胃，肃降之令不行，阳明之热内炽，太阴之温不解，有似痉厥，实非痉厥，即马脾风之重证，徒治厥阴无宜也。

治法：当此危急之秋，非大将不能去大敌，拟麻杏石甘汤加减，冀挽回于什一。

方药：麻黄一钱，杏仁三钱，甘草一钱，石膏三钱，象贝三钱，天竺黄二钱，郁金一钱，鲜竹叶三十张，竹沥五钱（冲），活芦根一两（去节）。

二诊：昨投麻杏石甘汤加减，发热减轻，咬牙嚼齿、抽搐均定，佳兆也。惟咳嗽气逆，喉中尚有痰声，脉滑数，筋纹缩退，口干欲饮，小溲短赤。风温、痰热交阻肺胃，一时未易清撤，乃击鼓再进。

方药：麻黄一钱，杏仁三钱，甘草一钱，石膏三钱，象贝三钱，广郁金一钱，天竺黄二钱，马兜铃一钱五分，冬瓜子三钱，淡竹沥五钱（冲），活芦根二两（去节）。

三诊：两进麻杏石甘汤以来，身热减，气急平，嚼齿抽搐亦平，惟咳嗽痰多，口干欲饮，小溲短赤，大便微溏色黄。风温已得外解，痰热亦有下行之势，脉仍滑数，余焰留恋，然质小体稚，勿使过之，今宜制小其剂。

方药：净蝉衣八分，川象贝一钱五分，金银花三钱，冬桑叶三钱，通草八分，杏仁三钱，连翘一钱五分，炙远志五分，冬瓜子三钱，天花粉三钱，兜铃一钱五分，活芦根一两（去节），荸荠汁一酒杯（冲）。

用药分析：痰热蒙闭心包，而外有邪气未解，故以麻杏石甘汤表里双解、清化痰热取效。

（《丁甘仁医案》）

2. 虚风内动

[临床表现] 多表现为抽搐无力，或仅为手足、手指徐徐蠕动，或口角微微颤动、抽搐，同时可伴见低热、颧红、五心烦热、消瘦、神疲、口干、失语、耳聋、舌绛枯萎、脉细无力等症状。

[临床意义] 其痉证多见于温病后期，为邪热耗伤肝肾真阴，筋脉失于荣养所致的水不涵木、虚风内动之证。

实训医案 27

唐某，女，39 岁，农民。

初诊：1988 年 5 月足月顺产一男婴，第 2 胎。20 天后，反复发热，头痛身疼，在当地治疗 6 天，病势不减日渐加重，转送县医院予解热、抗感染、输液等治疗十多天，高热仍持续不退，大汗淋漓，每天停止输液痉厥即作，告病危。家属丧失治疗信心，自动出院，求治于我院门诊。

检查：体温 39℃，脉搏 108 次/分，呼吸 24 次/分。症见闭目倦卧，神昏谵妄，循衣摸床，头身灼热，四肢逆冷，汗水淋漓，时作痉厥，口干肌削，烦渴不止，小便短少而赤，无大便，舌干绛，无苔，脉沉微细数，重按欲无。

诊断：厥证，真阴大亏（败血症）。

分析与辨证：温病深入营血，热盛久羁，灼烁真阴，营阴大亏引动肝风，热深厥深，阴津衰竭，亡阴欲脱之危证。

治法：滋阴息风，镇摄固脱。

方药：仿大定风珠三甲复脉之法。生地黄 20g，麦冬 20g，生鳖甲 20g（先煎），天冬 20g，钩藤 30g（后下），玄参 30g，白芍 30g，人参 10g（兑服），五味子 6g，阿胶 15g（烊冲），生牡蛎 40g（先煎），生石决明 40g（先煎）。嘱煎汁不拘时频频分服，并自烧竹沥汁 300ml，渴即给饮，与上药交替分服。

翌晨再诊，神情略清，痉厥烦渴减少，但动则呃逆晕厥，服上药后排出臭秽黏稠水样便 2 次。有便排则邪从内泄，是病机顺转之候；呃逆晕厥，是邪去正气大虚，药已中綮，效不更法。上方人参量用 15g，加代赭石 20g，滑石 30g，冀扶正降逆，顺导腑泄。续进 2 剂，如法煎服。

三诊：神清厥止，出汗减少，溏泄增多，日夜十余行。照上方去滋腻滑利之阿胶、生地黄、玄参、麦冬、天冬减去半量，加黄连 6g，苦甘化燥育阴，与滑石清里泄热以导浊。

四诊：热退神清，便溏亦止；但口舌起疮，牙龈糜损，心烦不寐，舌淡红，无苔，脉沉细略数。改投甘露饮、导赤散加减。

方药：天冬 15g，麦冬 15g，生地黄 15g，竹叶 15g，木通 15g，石斛 20g（先煎），甘草 6g。连服 3 剂，诸症皆平，惟余神疲气弱，不思饮食。嘱用莲子煮粥饲服以生胃气，并拟集灵煎加味，熬成膏剂，调治 1 月痊愈。

用药分析：本案患者素体阴亏，病届产后，又在夏月感受温热时邪，亢热持久，阴亏之体更受邪热灼烁，重伤阴液；久羁之热，薰灼心营，扰及神明而神昏谵妄；营阴大亏，引动肝风，水不涵木而致痉厥，汗淋肢冷；此乃热深厥深，阴津衰竭行将阴竭阳脱、阴阳离绝恶险之候，非急投大剂甘润填阴、益气固脱，难救竭涸欲脱之源。三诊时溏泄大作，乃病因机转，如叶天士说"温病大便溏为邪未尽……"之义。蕴热外泄，正合因势利导，略减滋腻润滑之药，守方加入黄连、滑石苦甘化燥育阴，顺势导其久伏内滞之热从腑而泄，药贵对症，病即霍然。四诊见口糜龈损，心胃余火上炎改投导赤甘露加味，甘淡育阴，轻清降火而泄余热，各候皆平。后又见胃阳受损，脾运欠旺，用莲子粥渐进以苏胃气，清心醒脾和胃，实具食疗卓效。后以缪仲淳氏加味集灵煎熬成膏剂，寓滋阴充营祛邪于扶正之中，缓服匝月，病瘥而安。

［谈宗麟，郑笑山．产后温病热厥验案 1 则．新中医，1997，29（3）：54.］

六、厥脱

厥脱是温病发展过程中较为常见的危重证候之一。厥脱实际上包括了厥与脱两种证候。

厥证，一是指突然昏倒、不省人事，即为昏厥；二是指四肢清冷不温，即为肢厥。其原因正如《伤寒论》中所说："凡厥者，阴阳气不相顺接，便为厥。"

脱证则是指阴阳气血严重耗损后，元气不能内守而外脱。在温病过程中，发生脱证的原因较为复杂：有的是由热毒炽盛，灼耗阴液，阴竭而元气无所依附而致；有的是因邪闭太甚而素体正虚，以致邪陷正脱；或由大汗、剧泻、亡血而致阴竭阳脱或气随血脱，形成脱证。

1. 热厥

［临床表现］胸腹灼热而四肢清冷，并伴有烦躁谵语，气息粗大，汗多，尿短赤，便秘，或有神志昏迷，喉间痰鸣，牙关紧闭，舌红或绛，苔黄燥，脉沉实或沉伏而数。

［临床意义］热毒炽盛，郁闭于内，气机逆乱，阴阳气不相顺接，阳气不能外达四肢。

2. 寒厥

［临床表现］身无热，通体清冷，面色苍白，汗出淋漓，或下利清谷，气短息微，精神萎靡，舌质淡，脉沉细微欲绝。为阳气大伤，虚寒内生，全身失于温煦所致。

3. 阴竭（脱）（亡阴）

［临床表现］身热骤降，汗多气短，肢体尚温，神情疲倦或烦躁不安，口渴尿少，舌光红少苔，脉散大无力或细数无力。

［临床意义］邪热耗伤阴液，或因汗、泻、亡血太过而致阴液大伤，阴竭而元气无所依附，也称为气阴外脱。本证可与热厥并见，或由热厥发展而来，也可在温病过程中由大汗、剧泻或大出血后而造成。

4. 阳脱（亡阳）

［临床表现］四肢逆冷，全身冷汗淋漓，面色苍白，神情淡漠或神识朦胧，气息微弱急促，舌淡而润，脉微细欲绝。

［临床意义］阳气衰竭不能内守而外脱。本证可与寒厥并见，或由寒厥发展而来；也可由阴竭而致阳气外脱，从而形成阴阳俱脱之证。

本节小结

1. 发热类型

（1）卫气营血热型

①卫：发热，微恶风寒（同时存在，亦与风寒束表不同）。

②气：但热不恶寒，反恶热，或壮热。

③营：发热夜甚（灼伤营阴）。

④血：灼热，兼热盛迫血妄行表现。

（2）后期虚热类型

①低热不退：肝肾阴虚，邪少虚多。

②夜热早凉：余邪留伏阴分。

一般认为，用体温表测得的结果大致上可以反映温病患者热势的高低，但不是唯一依据。有的患者体温虽高，热象却不显著，以手抚之初觉不甚热，病人也无烦渴表现，故不属于壮热而是身热不扬。又如温病后期，有些患者体温可正常而自觉五心烦热，手足心热，小便短赤，此时仍诊断为虚热之象。因此体温的测定虽有参考意义，但须结合患者的其他临床表现进行综合分析。在临床上还可利用肛趾温差来诊断热厥证。如有报道对感染性中毒性休克病人进行肛趾温的测定，并与其他病人和正常人对照，认为可以较客观地反映真寒假热的本质，较准确地判断厥逆的程度，避免主观感觉可能造成的误诊。肛温高，趾温低，构成显著的肛趾温差，在低温季节肛趾温差大于7.5℃者，高温季节大于6.0℃者，结合病史及临床表现等即可诊断为热厥，为阳盛于内而阴隔于外的表现。肛趾温差增大说明病情加重，反之则表示病情好转，因而可以作为指导抗休克治疗及判断预后的重要标准。

2. 汗出异常

（1）无汗

①温病初起，伴发热、恶寒、头痛、苔薄白——邪在卫分，邪郁肌表，闭塞腠理。

②温病极期，伴身热夜甚、烦躁、舌绛、脉细数——邪在营分，劫烁营阴，津液不足，无作汗之源。

（2）时有汗出

汗随热势起伏而时出，汗出热减，继而复热，为湿热郁蒸之象，多见于湿温和暑湿。

（3）大汗

①壮热，大渴，脉洪大——气分热炽。

②兼背微恶寒，脉洪大而芤——兼气阴不足。

③骤然大汗，气短神疲，舌红无津，脉散大——亡阴。

④冷汗淋漓不止，肤冷肢厥，面色苍白，舌淡无华，脉微欲绝——亡阳。

（4）战汗

邪气流连气分，邪正相持，正气奋起鼓邪外出之征象，是疾病发展的转折点。

①热退身凉，脉象平和——正能胜邪。

②身热不退，烦躁不安，脉象急疾，神情萎靡——邪胜正衰。

③全身战栗而无汗出——正气亏虚。

3. 口渴

（1）口渴欲饮

为温病热盛津伤的表现。

①邪在卫分，津伤不甚 。

②热入气分，胃津大伤 。

③肠热下利，津液受伤 。

④温病恢复期，肺胃阴液受伤。

（2）口渴不欲饮

多见于湿热病证的气分和温热病证的营血分。

①湿温病初起，湿邪偏盛时 。

②兼夹痰饮 。

③热入营分 。

④瘀热搏结 。

（3）口苦而渴

①胆火内炽，津液受伤，常伴见寒热如疟、心烦、苔黄腻、脉弦数等 。

②湿热郁阻少阳。

4. 温病神志异常

证候类型	热郁（灼）胸膈	湿热痰蒙	热结肠腑	热入营血	热陷心包	热入血分	蓄血	瘥后神昏
病机	邪郁膈中，热逼心包	气分湿热酿蒸痰浊，蒙闭心神	阳明有形热结，胃热扰心	营热扰心	热邪内陷包络，机窍阻闭	血热扰心	瘀热扰心	余邪未尽，邪犯心包；或余邪与营血相搏，心主阻遏
神志状况	心烦懊恼，起卧不安	神志昏蒙，时清时昧，似醒似寐，时有谵语	昏谵，语声重浊	心神不安，时有谵语	昏谵或昏愦不语	神昏，躁扰不安，谵语如狂	谵语如狂	神志不清，喃喃自语，或沉昏默默不语
伴见症状	身热，苔微黄	身热，苔黄腻，脉濡滑而数	潮热便秘，或热结旁流，舌苔老黄，脉沉实有力	身热夜甚，斑点隐隐，舌绛，脉细数	身热肢厥，舌謇，舌绛	身热，斑疹显露，多部位急性出血，舌深绛	膀胱蓄血：少腹硬满疼痛，小便自利；肠腑蓄血：大便色黑而易，脉沉实	

5. 痉厥

（1）实证动风

①阳明热盛，引动肝风。

②肺热炽盛，引动肝风。

③营分热盛，引动肝风。

④血分热盛，引动肝风。

⑤热陷厥阴。

（2）虚证动风

水不涵木，虚风内动。

（3）厥脱

是温病过程中的危重证之一。

厥一般指昏厥和肢厥。前者指突然昏倒、不省人事；后者指四肢逆冷或不温，重者逆冷到膝、肘，轻者到踝、腕。脱证为阴阳耗损至极行将离决的表现。由于脱证常伴有神志异常和四肢厥冷，故合称"厥脱"。

①热厥：为热毒炽盛，气机郁滞，阴阳气不相顺接，阳气不能外达四肢所致。

②寒厥：为温病后期阳气大伤，无以温煦全身，虚寒内生所致。

③亡阴：多为热毒炽盛，阴津耗竭不能内守，正气耗散太过不能固摄于外所致。

④亡阳：主要为热毒炽盛，阴精耗竭，阴竭则阳无所附，阳气暴脱所致。

【思考题】

1. 白苔主表、主湿怎样辨别？

2. 王某，男，17岁。3月5日初诊。发热伴恶寒3日，自服发汗退热药后发热始退后增，今起体温38.5℃，咳嗽痰黄黏量多，时时喘促，便秘难下已4日，腹部胀痛而硬满。诊时见发热面赤，心烦，体温38.6℃，脉搏96次/分，呼吸24次/分，咳嗽兼喘，喉中痰声，脉数大，舌红苔黄腻。

请分析病机。

3. 马某，女，37岁。5月5日来诊。两日前开始发热微恶寒，无汗，今晨起高热，至中午达40℃，伴头身疼痛，面目红赤，口渴烦躁。自开始发热至今多次服退热去痛西药，但未效。诊见发热，体温39.8℃，颜面及颈胸皮肤潮红，并有斑疹散在，色红。自诉鼻衄2次，身汗出，口渴欲饮，烦躁，头身痛未减，不欲食，大便干，小便黄短。舌黑苔厚黄腻，脉弦滑数。

请分析病机，并予以辨证、立法、处方。

4. 王某，男，42岁。8月8日入院治疗。发病7日，初见寒热，胸闷，身痛。继而发热增高，午后甚，恶寒渐减。入院时体温达39.6℃，汗出口渴不多饮水，胸闷脘痞，恶心呕吐，食减便溏，尿黄短，舌红，苔黄腻，脉濡数。

请分析病机，并予以辨证、立法、处方。

5. 郑某，男，12岁。6月20日入院。初见发热头痛，面赤烦渴，服退热药后热非但不退反而增高，神昏抽搐，急入院治疗。确诊为"乙型脑炎"，住院3日病情如故，请中医会诊。诊时见高热少汗，体温40℃，神昏肢厥，频繁抽搐，颈项强直，小便短赤，大便 4 日未解，口唇干燥，舌绛苔黄燥，脉弦滑数。

　　请分析病机，并予以辨证、立法、处方。

　　6. 温病中见到动风之象可见舌态出现什么变化？

　　7. 温病的诊断为何强调要舌苔舌质互参？

　　8. 如何从舌象的动态变化判断病机的转归？

　　9. 温病哪些证型可见到咽喉红肿疼痛？

　　10. 斑疹的治疗原则和禁忌是什么？

　　11. 如何根据白痦的不同形态辨证施治？

　　12. 试述温病常见热型及其主病意义。

　　13. 何谓战汗？温病中出现战汗有何临床意义？

　　14. 温病大汗的病机及表现有哪些？

　　15. 温病口渴不欲饮的病机有哪些？表现如何？

　　16. 何谓神志昏蒙？

　　17. 试述温病实证痉的表现及其病机。

　　18. 分别论述温病热厥和寒厥的表现及其病机。

第二单元　温病的辨证

第一节　卫气营血辨证

【实训内容】

卫气营血的病理变化、证候表现及相互转变和转归。

【实训要求】

1. 通过对临床温病病例的分析，重点掌握卫气营血辨证纲领的内容和各阶段主要证候的特点，熟悉其病理变化、病位浅深和传变。
2. 掌握卫分证、气分证、营分证、血分证相关知识要点。
3. 掌握卫分证、气分证、营分证、血分证常见证型的辨证要点。

【重点与疑难点】

1. 注意重点对临证中的思辨进行讲解。
2. 注重症状鉴别和证候分析，以提高学生的临床思维能力。

【实训方法】

以教师讲解为主，结合案例讨论，学生提问，教师答疑。

一、卫分证

1. 定义
卫分证是指温邪入侵，邪正斗争于卫分，引起卫气功能失常所表现出的证候。
2. 临床特点
发热，微恶风寒，头痛，无汗或少汗，咳嗽，口渴，苔薄白，舌边尖红，脉浮数。
3. 病机分析
卫气与邪气抗争——发热、微恶风寒；
卫气被阻，开阖失司——无汗或少汗；

经气被郁，阳热上扰清空——头痛；

卫气郁阻，肺气失宣——咳嗽；

温为阳邪，易伤津液——口渴。

4. 病位及转归

卫分证一般是邪初入侵，为病变之最浅层，病情较轻，持续时间较短，如治疗无误，邪可从卫而解，不复传里。若感邪过重或治疗不及时，则邪入气分或逆传心包。但也有个别患者虽治疗适宜，却未能阻其进展，这可能与病邪的特性有关。

5. 临床主要类型

（1）风热在卫　发热微恶风寒，鼻塞流涕，咽痛，咳嗽，口微渴，头痛，舌边尖红，脉浮数。

实训医案 28

周某，女，50 岁。

初诊：身热头痛，体温 38.3℃，微恶风寒，无汗咳嗽，咽红且痛，口微渴，舌边尖红，苔薄白，两脉浮数。

诊断：风温，邪侵卫分（感冒）。

分析与辨证：发热，微恶风寒，说明邪在卫分；无汗，说明邪郁肌表；咽红且痛，口微渴，为所感温热邪气伤津；苔薄白，两脉浮为邪气在表的舌脉特征；而初起即见舌边尖红，说明非寒邪所感，为风热邪气在表所致。

治法：用辛凉疏卫法，以宣肺退热。饮食当慎，荤腥宜忌。

方药：薄荷 1.5g（后下），前胡 6g，浙贝 12g，桑叶 9g，银花 9g，连翘 15g，淡豆豉 9g，炒牛蒡 3g，芦根 30g。2 剂。

用药分析：风温初起咳嗽，以桑叶、薄荷、连翘辛凉解表，前胡、象贝化痰止咳是其常法；本案症见无汗，皆因表气闭郁过甚，故加辛温之淡豆豉增其解表之功；咽红且痛加炒牛蒡利咽解毒；温为阳邪，易伤津耗液，故重用芦根以甘寒增液，且兼有透邪之功。

二诊：药后小汗而头痛身热皆止，体温 37℃，咳嗽有痰，咽红，已不痛，口干，舌苔白而尖红，脉象已变弦滑。风温已解，肺热留恋，再以清解肃化法。

薄荷 1.5g（后下），前胡 6g，黄芩 9g，杏仁 9g，芦茅根各 30g，焦三仙各 9g。2 剂。药后诸恙皆安。

用药分析：二诊因脉见弦滑，为里有积滞、与热相结之象，故加焦三仙以化食导滞。

（《赵绍琴医案》）

（2）燥热在卫　发热微恶风寒，头痛少汗，咳嗽痰少，咽干鼻燥，口渴，舌红苔白，右脉数大。

实训医案 29

朗某，36 岁，镇江丹徒县人。

初诊：干咳喉痒，胸胁刺痛，头胀肌热，鼻流浊涕三日，舌红苔干，脉浮而数。

诊断：咳嗽，温燥犯肺（咳嗽）。

分析与辨证：头胀肌热为邪在卫分之证，而咽喉部之干痒为肺津被灼，加之有胸胁刺痛，为温燥引动肝热冲肺。

治法：润肺清肝，用桑叶、二母、蒌、芦为君以清燥救肺，竹茹、瓜络、夏枯、苏子为臣以清络平肝，佐以薄荷、梨皮之辛凉甘润以疏风燥，使以生甘草调胃和药。

方药：霜桑叶二钱，紫苏子一钱，苏薄荷五分，生甘草五分，夏枯草二钱，瓜蒌皮二钱，肥知母钱半，川贝母三钱，淡竹茹三钱，水芦根一两，雅梨皮五钱，丝瓜络三钱。服二帖，即热退咳减。原方去薄荷、苏子，加鲜石斛三钱，青蔗浆两瓢，增液养胃而痊。嘱其日服藕粉，以调养而善后。

用药分析：此外感温燥之咳，故专用清泄以肃肺，方亦轻灵可喜。

（《全国名医验案类编》）

（3）湿热在卫　恶寒少汗，身热不扬，头重如裹，身重肢倦，胸脘痞闷，苔白腻，脉濡缓。

实训医案 30

毛子培，男，31 岁。

主诉：初夏淫雨缠绵，晴后湿气上蒸，晨起冒雾而行，遂致头重如裹，身热无汗，遍体不舒，四肢倦懈，脉右浮缓而软，左微弦而滞，舌苔薄白而滑。

分析与辨证：此湿气蒙于皮毛，而未传经入里之证。

诊断：冒湿。

治法：宣疏表湿。

方药：紫苏叶一钱，佩兰叶钱半，淡竹叶钱半，青箬叶钱半，白蔻壳八分，藿香叶钱半。先用浙苓皮八钱、桂枝木八分，煎汤代水。

二诊：一剂而微微汗出，头重肢懈均除。二剂而身热退，遍体舒。惟胸中略痞，口淡胃钝，兼吐稀痰，溺亦短少，脉左弦象虽退，右尚缓滞，舌苔白转微黄。治以辛通淡渗，二陈合四苓汤加减。

方药：姜半夏钱半，浙茯苓四钱，猪苓钱半，杜藿梗二钱，新会皮钱半，生苡仁四钱，泽泻钱半，炒谷芽二钱。连服三剂，胸宽胃健，小便畅利而痊。

用药分析：湿气在于皮肤者，宜用麻、桂、二术以表其汗，譬如阴晦非雨不晴也；湿气在于脏腑之内、肌腠之外，微而不甚者，宜用术、苍、朴、夏之属以健脾燥湿，譬如微湿以灰掺之则湿自燥也。此案冒湿轻证，毋需麻、羌重剂，初方五叶、桂、苓，清稳新颖，接方二陈四苓，刚刚恰好。

（《全国名医验案类编》）

二、气分证

1. 定义

凡病变不在卫分，又未入营血者，皆属气分证范围。

2. 临床特点

发热重，不恶寒，但恶热，汗多，渴喜凉饮，便秘，溺赤，苔黄，舌红，脉洪大有力。

3. 病机分析

热入气分，正邪剧烈抗争——发热重，不恶寒，但恶热；

里热蒸腾，逼津外泄——汗多；

热盛消烁津液——口大渴喜凉饮；

热盛于里——舌苔由白转黄；

里热沸腾——脉洪大有力。

4. 病位及转归

气分证病情虽然较重，多见于温病的中期或极期，但邪虽盛而正不衰，因此必须把住气分关，抓紧时机，正确治疗，以达治愈之目的。若治疗失误就可内陷营血，出现昏谵、痉厥、阴枯液涸等危重证。

5. 临床主要类型

（1）邪热壅肺　身热，汗出，口渴，咳喘，或胸痛，苔黄厚腻，脉滑数。

实训医案 31

丁某，男，34 岁。

初诊：1986 年 3 月 31 日。发热，咳嗽，胸痛，咯铁锈色痰 3 日。症见高热不退，微恶寒，咳嗽气急，咯吐铁锈色痰，胸痛。

诊查：苔薄黄腻，脉滑数。体温 40℃，两肺呼吸音粗糙，右肺可闻及中等水泡音。查白细胞总数 18.4×10^9/L，中性粒细胞 0.85，淋巴细胞 0.15。胸透提示"右下肺大叶性肺炎"。

诊断：风温，卫气同病（大叶性肺炎）。

分析与辨证：高热、咳嗽伴铁锈色痰为风温入里、肺热炽盛所致，伴恶寒说明表证未除，舌脉为温邪入里化热、痰热阻肺之象。

治法：辛凉解表，清热宣肺。

方药：银花 15g，连翘 15g，薄荷 3g，麻黄 5g，杏仁 10g，石膏 60g（先煎），黄芩 10g，金荞麦 30g，冬瓜子 12g，桑白皮 12g，郁金 10g。

上方日服 2 剂，翌日体温稍降，恶寒消失。以清热宣肺为主，原方去薄荷、麻黄，加知母 10g，虎杖 15g。仍日进 2 剂，4 月 2 日体温降至正常，咯吐铁锈色痰基本消失。守上方继进 5 剂，诸症消失。复查白细胞总数 8.03×10^9/L，中性粒细胞 0.56，淋巴细胞 0.44，胸透示肺部炎性病灶基本吸收，病情告愈。

用药分析：本案为卫气同病之证，当以清宣、凉散并用为治则，凉散以银翘散为主方，清宣以麻杏石甘汤为主方。

（《中国现代名中医医案精华》）

（2）阳明热炽　壮热，不恶寒反恶热，脉洪大，多汗，口渴甚，喜冷饮。

实训医案 32

蒋某，女，48 岁。

初诊：1991 年 6 月 29 日。

主诉：发热两月余，体温波动在 38℃左右，收内科住院治疗。经反复检查，均未发现阳性体征。近一周持续高热达 39℃，伴全身无力、头痛、口渴欲饮、烦躁不安、有汗、四肢发凉、小便短赤等症。

诊查：体温 38.9℃，精神疲惫、面黄，形体消瘦，汗出蒸腾，手足厥冷，苔白干涩少津，脉沉细而虚数。

诊断：发热；阳明热盛，气阴不足（发热原因待查）。

分析与辨证：高热、不恶寒为热入气分之象；病情迁延，热邪伤津耗气而致神疲、消瘦、汗出；舌脉为气阴亏虚，邪热内留的表现。

治法：清温泄热，益气生津。

方药：生石膏 40g，肥知母 30g，粳米 30g，生地黄 30g，大玄参 30g，生鳖甲 30g，青蒿 20g，地骨皮 30g，木通 10g，西洋参 10g，甘草 10g。3 剂，日服 1 剂。

二诊：服药后体温下降至 37.3℃，心烦、口渴等症均减，原方继服 3 剂。

三诊：服药 6 剂后体温正常，面有华色，精神转佳，小便转清，汗出极微，心已不烦，继以清热养阴之剂调理月余而安。

用药分析：本证所现发热、口渴欲饮、烦躁、苔白干涩少津，均属病在阳明气分之征。邪热过盛，不能外达而致四肢厥冷。脉反沉细，皆因温病日久，气阴两虚所致。故以清温泄热、益气生津之剂获效。

（《赵绍琴临证验案精选》）

（3）热结肠道　潮热，便秘或稀水旁流，秽臭异常，腹胀痛，烦躁不安，甚或谵语，苔黄厚干燥或灰黑起刺，脉沉有力。

实训医案 33

沈某，男，23 岁。

初诊：1979 年 5 月 19 日。于本月 8 日起恶寒发热，体温 39℃~40℃，曾在大队卫生院治疗，高热持续不降，于 5 月 17 日转来我院。高热持续不解已 11 天。两臂疼痛，胸满闷，右胁作痛，腹胀，大便已 6 日不解。

诊查：体温 38.9℃，面红气粗，四肢逆冷，汗出湿衣，脉弦数，舌苔黄腻。白细胞总数 $15.5 \times 10^9/L$，中性粒细胞 0.79，淋巴细胞 0.21。

诊断：发热，热结阳明（感染性发热）。

分析与辨证：邪陷阳明，痞、满、燥、实四症俱现，为阳明腑病，热结燥屎之候。

治法：泄热通便。

方药：制川朴 4.5g，焦枳壳 6g，焦瓜蒌 15g，川黄连 3g，制半夏 6g，川黄芩 6g，广陈皮 6g，赤茯苓 12g，丝瓜络 9g，杭白芍 9g，焙车前 12g（包），生川军 9g（后入）。

二诊：5月20日。服药1剂后，肠鸣，腹泻两次，排出粪便颇多，兼有异常臭气，热毒得以下行。体温37.6℃，且逐渐下降，腹满、腹胀已见减轻，精神好转，舌苔渐化，脉仍带弦象。白细胞总数 13×10^9/L，中性粒细胞0.82，淋巴细胞0.18。胃肠湿热未清，仍从前法化裁治之。

处方同前，改生大黄为6g。再服2剂。

三诊：5月22日。服药后腑气得畅，体温36.6℃，大汗已止，肢体活动自如。继投以调理之剂，于5月30日痊愈出院。

用药分析：患者高热十余日，大汗淋漓，四肢逆冷，便结六日，苔黄腻，虽属大承气汤证，然患者体力消耗殊甚，大下之后，防生变证，改用小承气汤加味，微和胃气，又泄热毒，勿令大泻，收到良好疗效。

（《中国现代名中医医案精华》）

（4）热郁胸膈　身热，心烦懊憹，坐卧不安，舌苔微黄，脉数。

实训医案34

曹某，女，72岁。

初诊：心烦懊憹2年，近来逐渐加重。刻下心烦苦不堪言，烦躁不安，脐部筑动，上冲于心，脘腹胀满，伴失眠，呕恶纳呆，大便不调，溺黄，舌尖红，苔腻，脉弦滑。

诊断：郁病，火郁胸膈（神经官能症）。

分析与辨证：心烦懊憹、脘腹胀满为胸膈气机不通之象，加之溺黄、舌红，辨为火郁胸膈证。

治法：宣郁清热，下气除满。

方药：栀子14g，枳实10g，厚朴15g。7剂药后，诸症大减，转方用柴芩温胆汤合栀子厚朴汤而愈。

用药分析：郁热留于胸膈，以微苦微辛之法为主；如腑气不通，枳实、厚朴等下气重剂亦可使用。

（《刘渡舟临证验案精选》）

（5）热灼胸膈　发热不退，烦躁不安，胸膈灼热如焚，唇焦口燥，口渴，便秘，苔黄，脉滑数。

实训医案35

李某，男，61岁。

初诊：1991年12月12日。咳喘、发热2周，伴呃逆、腹胀6天。

素患咳喘，病史10年。1991年12月6日因淋雨后咳喘、发热，1周后入院。胸片提示"慢支肺气肿、右下肺炎"。予青霉素钾静脉滴注后仍高热不退，咳喘胸痛，更伴便秘腹胀、呃逆频作等症。配合复方硫酸镁灌肠液灌肠，症仍不减。会诊时症见壮热不退，咳喘痰黄，呃逆频响，纳呆厌食，腹胀便秘，但头汗出，面色少华，精神萎靡。

诊查：舌质红，苔黄厚腻，中部焦褐，脉细数带滑象。

诊断：喘证；肺热壅盛，腑失通降（慢支肺气肿、右下肺炎）。

分析与辨证：咳喘、高热、痰黄为痰热结聚胸中，胸中气机不通，以致纳呆、腹胀便秘。

治法：泄热通腑。

方药：生栀子10g，生大黄10g（后下），芒硝10g（冲服），薄荷3g，淡竹叶10g，黄芩10g，连翘15g，甘草3g，水600ml煎至400ml，分3次服。1剂。

二诊：夜热势顿减，呃逆亦缓，但觉神倦、腹胀、纳差，舌红，苔黄腻，脉细带数。无形邪热易泄，有形湿浊难化。中焦湿蕴热伏，虽虚羸疲惫不可言补，仍以清化为治，苏连藿朴夏苓汤化裁。

方药：苏叶6g，黄连5g，朴花10g，藿梗5g，半夏9g，茯苓20g，马蹄金10g，滑石18g，内金20g，甘草3g。日1剂。

三诊：12月16日。药服3剂，腹胀已除，咳嗽减轻，静息已不喘，纳食渐增，仍诉倦怠，舌偏红，苔薄腻，脉细带数。肺经余邪未尽，元气虚疲待复，攻补兼施，两和肺胃。

方药：太子参24g，麦门冬15g，五味子6g，桑白皮12g，淮山药15g，枇杷叶9g，川贝母6g，鸡内金9g，粉甘草3g。日1剂。1周后精神振复，康安如故。

用药分析：此案湿热结于中焦，热重湿轻之证，更兼腑气不通，热邪上干而致呃逆、咳喘。治分三步：首用凉膈散泄热通腑，宣上彻下，上焦得通而热自退，胃气因和而呃逆除；再以苏连藿朴夏苓汤清热于湿中，渗湿于热下，使两不相搏则势孤矣，不妄投补剂而免助贼为患；末用生脉散加减清解余热，益气生津而取效。

（《中国现代名中医医案精华》）

（6）热郁胆腑　身热，口苦而渴，干呕心烦，小便短赤，舌红苔黄，脉弦数。

实训医案36

汪天植。

初诊：脉数如浮，重按无力，发热自利，神识烦倦，咳呛痰声如嘶，口苦，渴喜热饮。

诊断：春温（发热原因待查）。

分析与辨证：身热、神倦、口苦为热郁少阳之象，此非足三阴实热之症，乃体属阴虚，冬月失藏，久伏寒邪，已经蕴遏化热，春令阳升，伏邪随气发泄而病。未及一旬，即现虚糜不振之象，因津液先暗耗于未病之时也，今宗春温下利治。

方药：淡黄芩、杏仁、枳壳、白芍、郁金汁、橘红。

用药分析：柳宝诒说："伏邪在少阴，其由经气而外出者，则达于三阳；其化热而内壅者，则结于胃腑——此温热病之常也。""其或热壅于胃，上熏于膈，则热邪由胃而炎于肺，更为病势所应有。"说明春温发于少阳虽是其常，但毕竟仅是其外发之一途。此案伏邪犯肺及肠，故见呛咳、自利等症。叶氏用黄芩汤苦寒直清里热，并加入枳壳、橘红等理气化痰药，以疏展气机，开拓伏邪透出之路，此乃本案精义所在。

（《临证指南医案》）

（7）湿热困脾　发热汗出不解，口渴不欲多饮，脘痞呕恶，心中烦闷，便溏色黄，小溲短赤，苔黄滑腻，脉濡数。

实训医案 37

陈水芳之室，忘其年，住虹口。

初诊：首夏身热有汗，口渴喜饮，身热面油，胸闷异常，渴喜冷物，溲红而短。前医泥其渴饮以为热病，用鲜石斛六钱，石膏、鲜地等称是，服之恶心吐出，转延余诊。脉糊细按则数，舌苔揩腻色白。

诊断：湿温。

分析与辨证：误治后病人现面垢、胸闷、苔白腻均为湿邪留滞脾胃，气机受阻之表现；而身热、口渴为热邪伤阴所致。本证为湿重于温，痰浊停阻。

治法：吴氏三仁汤加减，以杏仁、蔻仁、半夏、苡仁、滑石、通草等苦辛开痰，芳淡化湿为君；芦根、知母轻清泄热，透其伏温为臣；佐以玉枢辛香疏气，宽胸泄浊；使以竹茹清润通络，滑以去痰也。

方药：光杏仁三钱，姜半夏三钱，蔻仁六分，拌研滑石六钱（包煎），生苡仁四钱，川通草钱半，知母三钱，玉枢丹五粒（药汤调下）。先用活水芦笋一两，鲜刮淡竹茹三钱，煎汤代水。

二诊：连服两剂，胸闷顿减，热势起伏，有时厥冷，卧向阴僻，口说妄言，脉舌如前。仍用苦辛淡法以疏达之。

方药：光杏仁三钱，苏叶嫩枝一钱，焦山栀三钱，广郁金三钱（生打），卷川朴一钱，竹沥半夏三钱，淡香豉三钱，青连翘三钱，飞滑石四钱（包煎），川通草钱半，野蔷薇花一钱，鲜石菖蒲一钱（剪碎，冲），生苡仁四钱，淡竹茹三钱。

三诊：肢末转暖，胸前遍发疹瘖，胸闷大退，向之渴喜冷饮者转喜热饮，稍温即拒，且涌吐冷涎，喜卧向日暖处，移榻时坐起即厥，目定口噤，四肢转冷，诊时齿震，言謇不清。种种变症，总属痰湿重使然。防变痰迷湿蒙，急进大剂涤痰，参以化湿。

方药：姜半夏三钱，白僵蚕二钱，茯神三钱，淡姜渣八分，广橘红一钱，广郁金三钱（生打），远志一钱，制胆星一钱，生苡仁四钱，赤苓四钱，鲜石菖蒲一钱（剪碎，冲），白蔻末五分（冲）。

四诊：一剂即痉定，冷涎略少，腹闷，连得矢气。原方加礞石滚痰丸三钱（包煎）。

服后得便，病减大半。续与化痰理湿，热退而安。

用药分析：本证乃湿温误用润法，以致湿热之邪黏腻不解。故首方用三仁汤辛苦开泄，清淡芳化并用，开肺气以化湿浊；接方加栀、豉以宣降气机；三方则偏重苦温燥湿，条理分明，可为后世规范。

（《全国名医验案类编》）

三、营分证

1. 定义

营分证是指邪热炽盛于营分，劫烁营阴，扰乱心神所致之证候类型。

2. 临床特点

身热夜甚，口干但不甚渴饮，心烦不寐，时有谵语，斑疹隐隐，舌质红绛，脉细数。

3. 病机分析

热灼营阴——灼热夜甚，脉细数；

营热蒸腾——口干但不甚渴饮，脉细数；

热窜血络——斑疹隐隐；

热扰心神——心烦不寐，时有谵语。

4. 病位及转归

营分证较气分证为深，较血分证为浅，一般见于温病的极期或后期，多为危重阶段，若治疗及时、正确可邪转气分而病减；若失治、误治则邪传血分，病情加重。

5. 临床主要类型

（1）热灼营阴　身热夜甚，口不渴或不甚渴，或口干不喜饮，烦躁不安，斑疹隐隐，舌质绛。

实训医案38

马某，女，37岁。

初诊：1991年9月17日。高热持续不退十余天，伴有关节酸痛，热度常在39℃以上，每在凌晨2~3点体温明显上升，白天热度有所下降，心烦不安，口干，面红艳如妆，目红唇干，舌光红而干，脉弦数。颈下淋巴结肿痛，切片报告为"坏死性淋巴结炎"。白细胞总数 $1.3 \times 10^9/L$，血沉33mm/h。

诊断：发热；热毒入营，痰湿蕴结（坏死性淋巴结炎）。

分析与辨证：身热夜甚、面红、目红为热毒亢盛，已有由气入营之象；邪热扰心见心烦；舌光红为热灼营阴，营热内盛之象。本病兼有淋巴结肿痛，为痰湿蕴结经络之症。

治法：透热凉营，消肿止痛。

方药：水牛角30g，丹皮15g，丹参15g，生地20g，生石膏30g，知母20g，赤芍15g，栀子6g，冰球子18g，黄芩6g，贝母10g，蛤壳15g，炙蜈蚣1条，半夏18g，三棱12g，白薇9g，嫩青蒿15g，竹叶15g，草果4g。4剂。

紫雪散1.5g，日2次。广角粉0.3g，日2次。小金丹1粒，日3次。

二诊：发热渐退，体温在37.5℃左右，心烦不宁已有减轻，面赤、舌红均减；惟见咳嗽痰多，口苦，苔薄少，脉数。

上方加炙麻黄5g，杏仁10g，去蜈蚣、紫雪散。

三诊：体温退至37.5℃，白天已能恢复正常，面部艳红消退，淋巴结肿痛亦大部退去，仍感心烦，舌苔渐生，舌质红，脉细小数。

方药：水牛角30g，丹皮9g，生地20g，赤芍15g，地骨皮15g，知母10g，贝母15g，栀子6g，淡豆豉9g，桑叶9g，黄芩6g，青蒿10g，炙鳖甲15g，乌梅3g，黄连2g，竹叶15g，生甘草6g。5剂。

服药后，体温正常，舌苔已生，脉亦和缓；惟动则心悸，汗出。继用滋阴益气之品调治而安。

用药分析：患者以高热为主症，且以夜间为重，舌红无苔，说明邪入气分未解，内陷营分，故以犀角地黄汤合白虎汤气血两清为主法；又宗"入营尤可透热转气"之言，用青蒿、白薇、竹叶、栀子、黄芩透邪外出；加用紫雪散、炙蜈蚣清热息风镇痉，以绝热盛动风之忧；针对淋巴结肿痛，用贝母、半夏、冰球子、蛤壳、三棱、小金丹等化痰散结，消肿解毒。诸药合用，使邪热渐退。三诊时病情虽大为好转，但邪祛而未清，尚伏于阴分，此时既要清热凉血，又要养阴生津，故加用青蒿鳖甲汤入阴搜剔余邪，又以乌梅之酸与黄连之苦相合以酸苦泄热，另外乌梅与生地、甘草相配，酸甘化阴，使邪去阴复，以收全功。

（《中国现代名中医医案精华》）

实训医案39

郑左。

初诊：湿温16天，身灼热，有汗不退，口渴欲饮，烦躁少寐，梦语如谵，目红溲赤，舌红糙无津，脉象弦数，红疹布于胸膺之间。

诊断：湿温，湿温化燥入营（肠伤寒）。

分析与辨证：身灼热，伴口渴，此温已化热，湿已化燥，伤阴劫津之象；烦躁、谵语、目红、胸膺红疹为燥火入营，有吸尽西江之势，化源告竭、风动痉厥之变。

治法：拟大剂生津凉营，以清炎炎之威，冀其津生邪却，出险入夷为幸。

鲜生地六钱，天花粉三钱，川贝母二钱，生甘草八分，粉丹皮二钱，冬桑叶三钱，银花八钱，白薇钱半，羚羊片八分，朱茯神三钱，带心连翘三钱，芦茅根各一两，鲜石斛四钱，鲜竹叶三十片。

二诊：湿温18天，甘寒清解，已服二剂，舌红糙略润，津液有来复之渐。身灼热、口渴引饮均减，夜寐略安，佳境也。红疹布而渐多，目白红丝，小溲短赤，脉数不静。少阴之阴已伤，水不济火，营分之热尚炽，木火升腾。前方既见效机，毋庸改弦易辙也。

前方加西洋参钱半，鲜藕四两，切片入煎。

三诊：湿温三候，温化热，湿化燥，叠进生津凉解，身灼热大减，寐安，梦语亦止，红疹满布，营分之热已得外达，脉数不静，舌转光红，小便黄，七八日未更衣。阴液难以骤复，木火尚炽，余焰未尽。仍拟生津泄热，佐通腑气，虽缓下，亦寓存阴之意。

西洋参钱半，冬桑叶二钱，天花粉三钱，白薇钱半，鲜生地四钱，粉丹皮二钱，川贝母三钱，生甘草六分，鲜石斛四钱，朱茯神三钱，郁李仁三钱（研），麻仁四钱（研），活芦根一尺（去节）。

四诊：湿温22天，身灼热已退，寐安神清，红疹布而渐化，腑气亦通，舌质红，苔微白，脉象濡软而数，精神疲倦，小溲淡黄，谷食无味。邪退正虚，脾胃鼓舞无权。今拟养正和胃，寒凉慎用，虑过犹不及也。

西洋参五钱（米炒），朱茯神三钱，川石斛三钱，生甘草五分，通草八分，瓜蒌皮二钱，广橘白一钱，川贝母二钱，北秫米三钱（包）。

用药分析：湿温化燥入营，药法以清热救阴、泄邪平肝为务，待邪有外达之机，再加用缓下之剂，使阳明之邪仍假阳明而出，终以甘淡平和之品以善后。

（《丁甘仁医案》）

（2）热闭心包　在温病过程中，突然出现神昏谵语或昏聩不语、舌謇肢厥的表现。可由卫分证逆传、气分证、营血分证发展而来。

实训医案40

张某，女，1岁半。

初诊：1960年6月13日。患儿呈深度昏迷状态，由家人代诉。咳嗽，痰壅咽喉，吐之不爽，高度喘急，并见下颌颤动及抬肩呼吸，四肢发凉，体温反降至37.8℃，呼吸72次/分，脉速220次/分，唇焦，舌干，齿燥，舌质绛，苔老黄无津，脉细数无力。肺部叩诊有浊音，听诊有水泡音，透视有片状阴影；白细胞总数6.25×10^9/L，中性粒细胞0.44，淋巴细胞0.56；急性病容。

诊断：热厥，热闭心包（急性肺炎）。

分析与辨证：昏迷前有咳喘病史，为肺热炽盛，炼液为痰；后因正气溃败，邪入包络，心神被闭，故深度昏迷；舌绛苔黄无津，脉细数无力为肺之化源欲竭，虚实互见之象。

治法：清热开窍，益气生津。

方药：西洋参6g，安宫牛黄丸3g。

先将西洋参煎水，分5次将牛黄丸送下，两小时一服。

中药服半剂后，患者咳痰松活，皮肤转红润，手心潮汗，体温再度升高达41℃。乃辅以热水擦浴，使全身微汗徐出。至次日原方再服1剂，患儿神志渐清，病情遂趋于稳定。

二诊：6月17日。体温已近正常，喘减，神清，仍有咳痰，舌色正，苔渐化，脉右滑左数。此热闭已开，正气渐复，余邪未尽，治以养阴清热。

方药：玉竹6g，麦冬4.5g，天冬6g，玄参6g，石斛6g，稻芽9g，荷叶3g。

上方药服1剂，次日以原方加减，续进药1剂。

三诊：6月20日。除尚有咳嗽及散在肺部水泡音存在外，余症悉除，脉亦和缓，遂改用保和丸加减调理脾胃，兼化痰湿，以善其后。越5日痊愈出院。

用药分析：本案患儿热闭包络、昏迷痰阻乃邪盛之象，而脉细数无力、体温反降则为正虚之征，故扶正祛邪均为急务。经用牛黄丸开其热闭，参汤益气生津，不待尽剂而皮肤红润，体温反升，此乃正邪相争的剧烈表现，不可妄用强制退热之法，只是以热水擦浴，促使腠理开以助汗出，而热自退。此为经验之谈，读者不可不知。

（《中国现代名中医医案精华》）

四、血分证

1. 定义

血分证是热邪深入血分，引起耗血动血的病变。

2. 临床特点

身热烦躁不安，或神昏谵狂，舌质深绛，吐血、衄血、尿血、便血，斑疹密布。

3. 病机分析

热毒过盛，迫血妄行——口鼻、二便出血，或斑疹密布；

热毒耗血，血热相搏——脉络瘀阻而窍闭、神昏、肢厥；

热毒入血，扰神或闭窍——烦躁不宁，神昏谵语；

热逼厥阴，熏灼筋膜——发痉。

4. 病位及转归

血分证多危重，如经过积极正确的治疗，正气得复，则病邪可转出营、气分而解；若邪势不减，正气大衰，则病情可迅速恶化以致危殆。

5. 临床主要类型

（1）**热盛迫血** 灼热躁扰，甚或昏狂谵妄，吐血、衄血、便血、溲血，斑疹紫黑成块或成片，舌质深绛或紫绛。

<u>实训医案41</u>

王氏妇，年三十余。

初诊：身热五日伴神昏烦躁，口虽干，不喜饮，间有呃逆，身灼热，面红，脉沉小数，舌鲜红无苔。

诊断：发热。

分析与辨证：身热伴神志昏迷，舌鲜红乃邪在血分，有发斑之象。

治法：清营透斑，宣络达邪。

方药：犀角片五分（先煎），鲜生地八钱，冬桑叶二钱，鲜竹茹三钱，羚角片一钱（先煎），鲜大青五钱，丹皮钱半，真柿蒂三十个。

先用鲜水芦根一两，青箬蒂十个，鲜枇杷叶一两（去毛，抽筋），鲜竹叶心四钱，四味煎汤代水。

两剂斑出神清，呃除身凉。继以鲜石斛三钱，鲜生地五钱，甜梨肉一两，青甘蔗一两，佛手片一钱，金橘脯两枚，养胃阴而醒胃气。三服而胃动而痊。

用药分析：热伏血分，灼伤络脉，治法不外乎清营泄热解毒，以"急急透斑为要"；因病人有呃逆之症，参入柿蒂、杷叶以降逆和胃。药皆用鲜品，取其清凉多汁之性，以泄热外透。

（《全国名医验案类编》）

（2）**血热动风** 灼热神昏，手足抽搐，颈项强直，甚则角弓反张，两目上视，牙关紧闭，舌绛或紫，脉弦数。

实训医案 42

严横林妻，年约三十岁。

初诊：因天暑屋向西晒，感受热邪，经来不畅，自服红花煮酒，突然诉腹痛，随即呕吐血沫，不省人事。

诊查：患者两手搐搦，口噤目斜，遗尿不知，脉沉弦劲伏，舌不得见。

诊断：暑厥。

分析与辨证：病发于夏季，暑热因酒引入冲脉，其血上冒，引动肝风而发痉厥也。

治法：清热息风，和营散瘀。

方药：粉丹皮三钱，黛蛤散五钱（包煎），石决明一两（生打），双钩藤五钱，丹参三钱，益元散五钱（鲜荷叶包），明天麻钱半，金银花三钱，生玳瑁钱半，鲜竹茹钱半，鳔胶三钱（蛤粉拌炒），茜草钱半，光桃仁三钱，童便一杯（冲）。

另用西血珀五分，上西黄三厘，羚羊尖七厘，参三七三分，研细如霜，开水化下。

嘱用乌梅揩齿，口开。灌药后，口不开，横林用火刀凿去一齿，药方灌入。一剂而醒，诸症顿失。再剂经行，数日旋愈。

用药分析：热入营血，伤阴耗液，水不涵木，肝风横窜经络则为痉，急用镇肝息风、凉血活血之剂，配合乌梅揩齿、火刀凿齿等急救之法，方得挽回，幸哉！

（《全国名医验案类编》）

（3）**热瘀交结**　少腹坚满，按之疼痛，小便自利，神志如狂，舌紫绛或有瘀斑，脉沉实而涩。

实训医案 43

周某，女，26 岁。

初诊：1980 年 8 月 25 日。发热 5 天，适值经行，5 天来热不解。发热，日轻夜重，微有形寒，热退时汗出，经水淋漓不断，其色紫黯，头昏，心烦不寐，舌红苔黄根厚，脉数而涩滞。

分析与辨证：经期发热，入夜加重，为热入血室之典型表现。

诊断：发热，热瘀互结（发热原因待查）。

治法：清营泄热，宣气达邪。

方药：生地 15g，桂枝 2g，白薇 10g，黄芩 6g，丹皮 6g，赤芍 10g，蒲黄 5g，茜草10g，橘皮 6g，茯苓 10g，珍珠母 20g。3 剂。

二诊：8 月 29 日。热退未起，经行已尽，惟带下较多，头昏，苔黄根厚较化，脉来已调，数象未和。余热留连下焦，治以清化湿热。

方药：黄柏 6g，知母 10g，桂枝 2g，玄参 12g，珍珠母 20g，草薢 10g，橘皮 6g，茯苓 10g。3 剂。

用药分析：本案发热夜甚，适逢经行，血与热结，其脉数按之涩滞，苔黄根腻，气分亦为湿阻也。病机较为复杂，为气血同病。

（《中国现代名中医医案精华》）

（4）气血两燔　壮热口渴，舌黄脉数，烦躁舌绛，发斑，吐衄便血。

实训医案 44

卢某，女，38 岁。

初诊：1958 年 7 月 21 日。身热不休，大渴引饮，时或谵语，神志不清，溺赤而数，周身斑疹隐隐，舌苔深黄，脉洪数鼓指有力，右关尤甚。

分析与辨证：斑疹隐隐为热毒入于营血，血脉被灼之象；热入心包见神昏谵语；热伤津液见口大渴；脉数、苔黄为气血两燔见症。

诊断：斑毒重证。

治法：清热解毒凉血。

方药：青黛 10g，雄黄 10g，石膏 45g，知母 15g，玄参 30g，生地 30g，花粉 15g，滑石 10g，甘草 3g。

二诊：7 月 22 日。热势稍和，斑出颇多，谵语未退，溺仍赤数，苔黄唇红，脉洪数略减。

方药：黄芩 10g，黄连 10g，石膏 45g，栀子 10g，滑石 10g，木通 10g，连翘 10g，银花 10g，甘草 3g。

三诊：7 月 23 日。身更大热，斑出不多，诸症不减，脉更洪数。此乃斑毒深重，动其燎原之势而肆其披狂也，非用咸寒苦降不能建功。

方药：犀角 5g（另煎），木通 10g，石膏 60g，知母 15g，玄参 30g，麦冬 30g，赤芍 10g。

四诊：7 月 24 日。身热锐减，神志颇清，语言稍静，洪数之脉颇和。药已建功，仍以前法加减主之。

方药：犀角 3g，生地 25g，玄参 25g，大青叶 10g，石膏 30g，丹参 10g，六一散 12g，金汁 30g（冲）。

五诊：7 月 25 日。斑色已淡，谵语亦无，黄苔已退，病势大和。治宜轻剂，清理余热。

方药：淡竹叶 10g，石膏 15g，麦冬 25g，生地 15g，川贝母 10g，玄参 15g，石斛 10g，滑石 10g，丝瓜络 10g，甘草 3g。

六诊：7 月 26 日。脉更和，症皆退，主以扶元善后。

方药：西洋参 3g（另煎），茯神 10g，玄参 12g，生地 12g，南豆衣 10g，麦冬 12g，石斛 10g，山药 10g，甘草 3g。服上药数剂而康。

用药分析：血热发斑，以苦寒、甘寒、咸寒合化，并以淡渗利湿导心火从小便而出。

（《中国现代名中医医案精华》）

本节小结

1. 卫分证辨证表

证型	病理	常见证候	辨证要点
风热在卫	风热袭表，肺卫失宣	发热微恶风寒，鼻塞流涕，咽痛，咳嗽，口微渴，头痛，舌边尖红，脉浮数	发热重恶寒轻，咳嗽，口微渴
燥热在卫	燥热伤卫，津液被耗	发热微恶风寒，头痛少汗，咳嗽痰少，咽干鼻燥，口渴，舌红苔白，右脉数大	口干咽燥，干咳少痰
湿热在卫	湿热阻遏卫气，脾胃气机失调	恶寒少汗，身热不扬，头重如裹，身重肢倦，胸脘痞闷，苔白腻，脉濡缓	恶寒少汗，身热不扬，胸脘痞闷
夏月冒暑	暑湿上袭肺卫，卫气闭郁	头晕，发热恶寒，咳嗽，心烦，苔薄微腻	头晕，发热恶寒，苔薄微腻

2. 气分证辨证表

证型	病理	常见证候	辨证要点
邪热壅肺	热壅肺经气分	身热，汗出，口渴，咳喘，或胸痛，苔黄厚腻，脉滑数	身热，口渴，咳喘，苔黄
阳明热炽	无形邪热燔炽阳明之经	壮热，不恶寒反恶热，脉洪大，多汗，口渴甚，喜冷饮	壮热，口渴，自汗
热结肠道	气分邪热与肠中积滞相结	潮热，便秘或稀水旁流，矢臭异常，腹胀痛，烦躁不安，甚或谵语，苔黄厚干燥或灰黑起刺，脉沉有力	潮热便秘，苔黄黑而燥，脉沉有力
热郁胸膈	热在胸膈，气机不宣	身热，心烦懊恼，坐卧不安，舌苔微黄，脉数	身热，心烦懊恼
热灼胸膈	里热燔灼上焦，阳明腑气不利	发热不退，烦躁不安，胸膈灼热如焚，唇焦口燥，口渴，便秘，苔黄，脉滑数	发热，胸膈灼热如焚，口渴，苔黄
热郁胆腑	邪郁胆腑，里热内蕴	身热，口苦而渴，干呕心烦，小便短赤，舌红苔黄，脉弦数	身热，口苦，干呕，心烦
湿热困脾	湿困中焦，脾胃升降失司	发热汗出不解，口渴不欲多饮，脘痞呕恶，心中烦闷，便溏色黄，小溲短赤，苔黄滑腻，脉濡数	发热汗出不解，口渴不欲多饮，脘痞呕恶，苔黄滑腻

3. 营分证辨证表

证型	病理	常见证候	辨证要点
热灼营阴	营阴被灼，热扰心神	身热夜甚，口不渴或不甚渴，或口干不喜饮，烦躁不安，斑疹隐隐，舌质绛	身热夜甚，口干但不甚渴饮，舌质绛
热闭心包	邪热夹痰蒙闭心窍	在热灼营阴的见症上，突然出现神昏谵语或昏聩不语，舌謇肢厥	神昏谵语或昏聩不语，舌謇肢厥

4. 血分证辨证表

证型	病理	常见证候	辨证要点
热盛迫血	血分热毒炽盛，迫血妄行	灼热躁扰，甚或昏狂谵妄，吐血、衄血、便血、溲血，斑疹紫黑成块或成片，舌质深绛或紫绛	身灼热，口鼻、二便出血，斑疹密布
血热动风	血热炽盛，引动肝风	灼热神昏，手足抽搐，颈项强直，甚则角弓反张，两目上视，牙关紧闭，舌绛或紫，脉弦数	灼热神昏，手足抽搐，脉弦数
热瘀交结	热毒内陷，与瘀血阻于下焦	少腹坚满，按之疼痛，小便自利，神志如狂，舌紫绛或有瘀斑，脉沉实而涩	少腹坚满，按之疼痛，舌紫绛或有瘀斑
气血两燔	热毒亢盛，充斥气血	壮热口渴，舌黄脉数，烦躁舌绛，发斑，吐衄便血	壮热口渴，舌绛，发斑，吐衄便血

5. 卫气营血辨证表

证型	病理	常见证候	辨证要点
卫	温邪袭表，肺卫失宣	发热，微恶风寒，头痛，无汗或少汗，咳嗽，口渴，苔薄白，舌边尖红，脉浮数	发热，微恶风寒，口微渴
气	邪入气分，热炽津伤	壮热，不恶寒但恶热，汗多，渴喜凉饮，便秘，溺赤，苔黄，舌红，脉洪大有力	壮热，不恶寒，口渴，苔黄
营	热灼营阴，心神被扰	身热夜甚，口干但不甚渴饮，心烦不寐，时有谵语，斑疹隐隐，舌质红绛，脉细数	身热夜甚，心烦谵语，舌红绛
血	热盛迫血，热瘀交结	身热烦躁不安，或神昏谵狂，舌质深绛，吐血、衄血、尿血、便血，斑疹密布	斑疹，出血，舌深绛

第二节　三焦辨证

【实训内容】

1. 三焦的病理变化、证候表现及相互转变和转归。
2. 卫气营血辨证与三焦辨证的关系。

【实训要求】

1. 掌握三焦辨证相关知识要点。
2. 掌握三焦辨证常见证型的辨证要点。

【重点与疑难点】

1. 注意重点对临证中的思辨进行讲解。
2. 注重症状鉴别和证候分析以提高学生的临床思维能力。

【实训方法】

以教师讲解为主，结合案例讨论，学生提问，教师答疑。

1. 上焦证

包括手太阴肺与手厥阴心包的病变。

（1）手太阴肺

临床特点：

①肺卫证——发热，微恶风寒，头痛，口微渴，咳嗽，脉浮数，苔薄白等。

②肺热证——身热汗出，口渴，咳嗽，气喘，苔黄，脉数。

病机分析：肺合皮毛而气通于卫，邪犯上焦，卫气郁阻而发病，故上焦手太阴证可以表现为肺卫表证。肺主气，热邪郁肺，肺气壅塞而宣降失常，其见症相当于上焦气分证。

（2）手厥阴心包

临床特点：舌质红绛，神昏谵语，或昏聩不语，舌謇肢厥等。

病机分析：心居胸中，心包为心之外衣，代心用事，且心为一身之主宰，不受邪犯，而心包代之，出现心窍闭塞、神明被扰之见症。

2. 中焦证

包括足阳明胃、手阳明大肠、足太阴脾的病变。

（1）足阳明胃

临床特点：发热，不恶寒反恶热，面红目赤，汗出，口渴，气粗，苔黄燥，脉洪大等。

（2）手阳明大肠

临床特点：潮热便秘，溺涩，语声重浊，苔黄黑焦燥，脉沉有力等。

（3）足太阴脾

临床特点：身热不扬，有汗不解，胸脘痞闷，泛恶欲吐，身重肢倦，苔腻，脉濡等。

病机分析：脾胃居于中焦，互为表里。胃为阳土，恶燥喜润；脾为阴土，喜燥恶湿。邪入中焦，常随中气的不同，病邪性质的差异，有病在太阴或阳明之不同。如病人素体阳旺，中气不虚，又感温热性质之邪，病常归于阳明，或虽感受湿热之邪，因病人素体阳盛，使邪从燥化而病归阳明，从而出现足阳明胃热炽盛之象；如病人素体阳虚，脾运不健，且又感湿热，或因病人素体湿盛，使邪从湿化，病常归于太阴，出现足太阴脾的湿盛证。

3. 下焦证

包括足少阴肾、足厥阴肝的病变。

（1）足少阴肾

临床特点：身热颧红，手足心热甚于手足背，口燥咽干，脉虚神倦等。

实训医案45

高某，25岁，业农，住盐山城东北张马村。

初诊：仲夏上旬，麦秋将至，远出办事，又欲急回收麦，长途趋行烈日之中，辛苦殊甚，因得温病。其叔高鲁轩及其表叔毛仙阁皆医士，又皆善治温病，二人共治旬日无效。盖因其劳力过甚，体虚不能托病外出也。愚诊视时，其两目清白，竟无所见，两手循衣摸床，乱动不休，谵语无伦，分毫不省人事。其大便从前滑泻，此时虽不滑泻，每日仍溏便一两次。脉象浮而无力，右寸之浮尤甚，两尺按之即无，一分钟数至一百二十至。舌苔薄黄，中心干而微黑。

诊断：泄泻，真阴大虚。

分析与辨证：细思此证，其两目清白无见者，肾阴将竭也。其两手乱动不休者，肝风已动也。病势至此，危险已至极点。幸喜脉浮为病还在太阳，右寸浮尤甚，有将汗之势。其所以将汗而不汗者，人身之有汗如天地之有雨，天地阴阳和而后雨，人身亦阴阳和而后汗。此证尺脉甚弱，阳升而阴不应，是以不能作汗也。

治法：此证若欲其出汗，不可分毫用发汗之药；当用大润之品，峻补其真阴，济阴以应其阳，必能自汗，汗解则病愈矣。

方药：大怀熟地二两，生怀山药一两，玄参一两，甘枸杞一两，真阿胶四钱（烊冲），甘草三钱。煎汤一大碗，徐徐分数次温饮下。

上方以法煎服，一日连进二剂，汗出通体而愈。

用药分析：此案邪陷下焦，肾阴欲竭，水不涵木，肝风内动，病势极危。然阴液大伤，无源以作汗，邪无出路，必滋其化源助其汗出，于驱邪一面可暂不考虑。病人服药后汗与邪俱出而愈。然病人已现两目清白、循衣摸床等阴阳离决之症，药虽对证，仅服两剂，恐病重药轻耳。

（《医学衷中参西录》）

（2）足厥阴肝

临床特点：手指蠕动，神倦肢厥，心中憺憺大动，舌干绛而痿，脉虚弱等。

病机分析：肾为水火之脏，内藏阴精元阳；肝为风木之脏，主筋而藏血。邪入下焦，劫夺肾阴，耗伤肝血，水亏而不能济火，阳亢阴更竭。其结果一为肾阴下竭，心火上炎，出现水亏火旺，虚中夹实之证；二是热邪久羁，肾阴耗竭，出现阴精亏损，纯虚无实之证；三是肾水枯竭，不能涵木，出现虚风内动之证。

实训医案46

顾：此痿厥也。盖厥阴风旋，阳冒神迷则为厥。阳明络空，四末不用，而为痿厥。午后黄昏，乃厥阴阳明旺时，病机发现矣。凡此皆属络病，金匮篇中有之。仲景云：诸厥宜下，下之利不止者死。明不下降之药，皆可止厥，但不可硝、黄再伤阴阳耳。但积年沉疴，非旦夕速效可知矣。

诊断：痿证。

分析与辨证：四肢不用伴神志昏蒙，发于午后，无表证，为下焦证。

治法：填补真阴，息风潜阳。

方药：活鳖甲、真阿胶、方诸水、鲜生地、玄参、青黛。

又：照前方去玄参加天冬。厥从肝起，其病在下，必得水而生，阴水亏，斯阳风烁筋，而络中热沸即厥。拙拟血属介类，味咸入阴，青色入肝，潜阳为法。

又：阴络空隙。厥阳内风掀然，鼓动而为厥。余用咸味入阴和阳，介类有情之潜伏，颇见小效。但病根在下深远，汤剂轻浮，焉能填隙？改汤为膏，取药力味重以填实之，亦止厥一法。

方药：鲜鳖甲、败龟板、猪脊髓、羊骨髓、生地、天冬、阿胶、淡菜、黄柏。熬膏，早服七钱，午服四钱。

用药分析：本案乃失血阴虚，风木大震之证。以咸寒血肉有情之品急补真阴。

（《临证指南医案》）

4. 三焦的传变

温病的三焦传变，一般有顺传中下、逆传心包两种途径。这是指病起于上焦的温病而言，即下传中焦为顺，内传心包为逆。此处的逆传与卫气营血辨证中的逆传含义相同。但临床上由于种种原因，还有一些特殊类型，如上焦证未罢而又见中焦证；中焦证未除而又增下焦证；或上中下三焦同时发病等。因此对于温病的传变"始上焦，终下焦"的说法，不能把它看作一成不变的形式，临床上要知常达变，方能掌握其正确发展变化规律。

本节小结

1. 三焦辨证表

证型		病理	证候	辨证要点
上焦	手太阴肺	邪袭肺卫肺气失宣	发热，微恶风寒，头痛，口微渴，咳嗽，脉浮数，苔薄白等	发热恶寒，口微渴，咳嗽，脉浮数
		热邪壅肺肺气闭郁	身热汗出，口渴，咳嗽，气喘，苔黄，脉数	身热，口渴，咳喘，苔黄
	手厥阴心包	邪陷心包机窍阻闭	舌质红绛，神昏谵语，或昏聩不语，舌謇肢厥等	昏谵肢厥
中焦	足阳明胃	胃经热盛熏蒸于外	发热，不恶寒反恶热，面红目赤，汗出，口渴，气粗，苔黄燥，脉洪大等	壮热，汗多，渴饮，苔黄燥，脉洪大
	手阳明大肠	肠道热结腑气不通	潮热便秘，溺涩，语声重浊，苔黄黑焦燥，脉沉有力等	潮热便秘，苔黄黑焦燥，脉沉有力
	足太阴脾	湿热困脾气机郁阻	身热不扬，有汗不解，胸脘痞闷，泛恶欲吐，身重肢倦，苔腻，脉濡等	身热不扬，脘痞苔腻，脉濡
下焦	足少阴肾	热邪久留肾阴耗损	身热颧红，手足心热甚于手足背，口燥咽干，脉虚神倦等	手足心热甚于手足背，口燥咽干，脉虚神倦
	足厥阴肝	水不涵木虚风内动	手指蠕动，神倦肢厥，心中憺憺大动，舌干绛而痿，脉虚弱等	手指蠕动，舌干绛而痿，脉虚弱

2. 三焦辨证与卫气营血辨证的关系

（1）共同点

①三焦辨证与卫气营血辨证都是温病的辨证纲领，在归纳证候、阐明病机、辨别病位、明确传变、分清轻重、拟定治则等方面，都有共同的重要意义。

②虽然三焦辨证是从纵的方面来划分疾病的脏腑部位，概括温病病变过程、病理变化和传变规律，而卫气营血则是从横的方面概括病变的表里深浅与转归，即所谓"三个阶段"、"四个层次"，但都能较正确而客观地反映出上述规律。

③两种辨证纲领虽然其理论阐述和归纳方法不尽一致，但其反映的主要内容和证候大部分都能相互对照、参考。

（2）不同点

①卫气营血辨证和三焦辨证对温病病理变化及相互传变的阐述有一纵一横之别，即论证方法不同。前者是从四个层次来辨别其发展规律和证候表现；后者则从病变脏腑部位来划分病期及分析病理传变。

②上中下三焦和卫气营血之间不能相互等同，如上焦手太阴肺卫的病变相当于邪在卫分，热壅于肺而又无表证则属邪在气分范围，逆传心包的病变却又属营分范畴等等。值得提出的是，三焦辨证中的下焦证，实是补充了卫气营血辨证中论虚证不足之处。

【思考题】

1. 何谓"卫气同病"？

2. 何谓"卫营同病"？举例说明之。

3. 郑某，男，50岁。1986年5月3日来诊。连日来过食酒肉辛辣，昨日发热头痛，有时恶寒，体温38℃，心烦不安，睡眠欠佳。今诊见面红舌红，唇裂舌疮，两脉滑数有力，苔黄根部厚，咽红肿痛，大便干，小便赤。

请简要分析病机，并予以辨证、立法。

4. 上焦热入心包的病变属于营分范围，其与热入营分有何不同？

5. 简述卫气营血辨证的临床意义？

6. 试述温病营分证、血分证的基本病理、临床表现、辨证要点。

7. 试述上焦证包括哪些部位的病变？各自的病机和辨证要点是什么？

8. 患者男，55岁。就诊时间3月15日。5天前剧烈运动后出汗较多，未及时换衣，出门时一阵凉意，当晚恶寒、发热、口干、咽微痛，第二天咳嗽有白痰，连服数日"板蓝根冲剂"未见效。现恶寒消失，发热加重，咳嗽不减，口渴，痰黄稠，偶有胸痛，舌红苔黄，脉数。

请分析病机，作出卫气营血或三焦的辨证诊断。

第三单元　温热性证候

第一节　卫分证治

【实训内容】

温热性证候中卫分证的病机、临床表现及治法方药。

【实训要求】

1. 掌握各卫分证的辨证要点及相应的治法方药。
2. 了解各卫分证临床运用的注意事项。

【重点与疑难点】

1. 注意重点讲解临证中的思辨过程。
2. 注重症状鉴别和证候分析，以提高学生的临床思维能力。
3. 注意在讲解各个类型的证治特点的同时，总结温热性温病的发生发展规律。

【实训方法】

以教师讲解为主，学生提问，教师答疑。

一、邪袭肺卫

1. 临床表现

发热，微恶风寒，头痛，无汗或少汗，口微渴，微咳，咽喉红痛，舌边尖红，舌苔薄白欠润，脉浮数。

2. 病机分析

此为卫阳被遏，肺气失宣。风热之邪自口鼻而入，首先犯肺，外应于卫，故肺卫先病。风热袭表，卫阳郁闭，正邪相争而发热恶寒并见；腠理表气郁闭，开阖不利则少汗或无汗；肺气失宣，上逆为咳；风热上壅故咽红咽痛；邪热初伤津液则口微渴；舌边尖红，苔薄白欠润，脉浮数为风热在表之征。发热，微恶风寒，口微渴，咽喉红痛，苔薄脉浮数为本证辨证要点。

3. 治法

辛凉解表，宣肺泄热。

4. 方药

银翘散（《温病条辨》）

连翘　银花　桔梗　薄荷　竹叶　生甘草　荆芥穗　淡豆豉　牛蒡子　鲜苇根

吴鞠通说："治上焦如羽，非轻不举。"本方取轻清宣透之品以清宣肺卫之邪。方中荆芥穗、豆豉、薄荷解表透邪，祛邪外出；牛蒡子、甘草、桔梗轻宣肺气以除咳嗽；连翘、银花、竹叶辛凉清解以退热；鲜苇根生津止渴。

桑菊饮（《温病条辨》）

杏仁　连翘　薄荷　桑叶　菊花　桔梗　苇根　生甘草

本方亦为辛凉解表之剂。药用桑叶、菊花、连翘、薄荷辛凉轻透以泄风热；桔梗、甘草、杏仁宣开肺气以止咳嗽；苇根以生津止渴。

5. 临证运用

银翘散与桑菊饮均为辛凉解表方剂，适用于风热侵犯肺卫之证，临证运用时，制剂宜轻，药物不可久煎。但两者清解之力有轻重区别。银翘散中荆芥、豆豉等辛散透表之品合于大队辛凉药物中，其解表之力较胜，故称为"辛凉平剂"，且银花、连翘用量大，并配竹叶，清热作用较强；桑菊饮多为辛凉之品，力轻平和，其解表之力较逊于银翘散，为"辛凉轻剂"，方中杏仁肃降肺气，止咳作用较银翘散为优。所以风温初起邪袭肺卫而偏于表热较重，以发热微恶寒、咽痛为主症者，宜用银翘散；偏于肺失宣降，表证较轻，以咳嗽为主症者，宜用桑菊饮。

如口渴较甚，加花粉、沙参以生津清热；兼项肿咽痛，加马勃、玄参以解毒消肿；咳嗽较甚，杏仁、桔梗合用以宣利肺气；痰多者加瓜蒌、川贝等化痰止咳。

实训医案47

霍某，男，8个月。

初诊：1964年1月30日。发烧2天，咽喉红，无汗，四肢时凉时热。今日体温40.1℃，呛咳，口干欲饮，腹微满，大便2日未解，小便多，舌正红，苔薄白，脉浮数。诊为"急性扁桃体炎"。属上焦风热闭结，治宜清宣法。

诊断：风温（急性扁桃体炎）。

分析与辨证：患儿虽高烧40.1℃，咽喉红，腹微满，大便2日未解，然以其无汗、呛咳、苔薄白、脉浮数，说明表气郁闭较甚，闭不开则热不退，热不退则肺胃不和，因而治疗当以开表气郁闭为先，郁开则热得越，其证可愈。

治法：辛凉清解，宣肺利咽。

方药：银花3g，连翘3g，僵蚕4.5g，升麻2.4g，荆芥2.4g，桔梗3g，香豆豉15g，射干2.4g，薄荷2.1g（后下），竹叶3g，芦根12g，甘草2.4g，葱白3寸（后下）。1剂而愈。

用药分析：银翘散加减加葱白等，意在增强开闭；若内热较甚者，又当加重清热。

（《蒲辅周医疗经验》）

二、燥热犯卫

1. 临床表现

发热，微恶风寒，头痛，少汗，干咳无痰或少而黏，咳嗽，甚则声音嘶哑，咽干鼻燥，口微渴，舌边尖红，舌苔薄白而燥，右脉数大。

2. 病机分析

此为燥热袭表，肺津受伤。燥热病邪自口鼻而入，首先犯肺，外应于卫，症见发热重、恶寒轻，并有头痛、少汗等肺卫表证；燥邪易伤津液，肺津受伤，津液干燥，故见干咳无痰或少而黏，咳声嘶哑，咽干鼻燥，口微渴等；舌边尖红，舌苔薄白而燥，右脉数大为燥热上犯肺卫见症。发热，微恶风寒，干咳，咽干鼻燥，苔薄而燥为本证辨证要点。

3. 治法

辛凉甘润，清透肺卫。

4. 方药

桑杏汤（《温病条辨》）

桑叶　杏仁　沙参　贝母　豆豉　栀皮　梨皮

本证为燥热袭于肺卫。辛温之品不可用，纯用辛凉又非所宜。根据温者宜凉、燥者宜润的治则，取桑杏汤辛凉甘润，透邪不伤津，润燥不碍表。方中以桑叶、豆豉轻宣透热解表；杏仁、贝母宣肺止咳；栀皮轻入上焦清热；沙参、梨皮生津润燥。共奏疏表润燥之效。

5. 临证运用

若咽喉红肿干痛，加牛蒡子、桔梗、玄参、生甘草清利咽喉；干咳少痰者，加海蛤壳、瓜蒌皮、枇杷叶润燥化痰；发热较重，加银花、连翘清透表热。若燥热化火上犯清窍者，症见发热，清窍干燥，苔薄黄而燥，改用翘荷汤（薄荷、连翘、黑栀皮、桔梗、绿豆皮、生甘草）加减以清透燥热。

实训医案 48

黄某，男，60 岁。

初诊：2000 年 6 月 4 日。患者宿患眼底出血，头晕，血压升高，白睛中布满瘀血。用退赤散加减治疗后，眼中出血已止，红色已退。诊见：头汗、干咳、口渴、咽痒、咽干、咽痛，痰少不易咳出，痰中带血，苔薄黄，脉细数。

诊断：咳嗽，燥邪伤肺（咳嗽）。

分析与辨证：燥邪咳嗽临床症状为干咳，喉痒，连声作呛，咽干，咽痛，无痰或痰少不易咳出，舌红少津，苔薄黄或薄白，脉浮数或数；初起还常伴鼻塞、头痛、恶寒、身热等表证。本案患者符合燥邪伤肺，失于宣降的特点。

治法：辛凉甘润，清透肺卫。

方药：桑杏汤加味：沙参 30g，麦冬 30g，桑叶 10g，赤芍 10g，炒栀子 10g，桔梗

10g，苦杏仁 10g，牡丹皮 15g，川贝母 15g，玄参 12g，甘草 6g。水煎服，每天 1 剂。

服 7 剂，咳嗽、痰血等诸症消失。

复诊仍以原方，半月后痊愈。

用药分析：燥邪伤肺初起之外燥证，以咳嗽为主时方用桑杏汤加减治疗。日久燥咳伤及肺肾，症见咳嗽、气短、咽喉燥痛、痰中带血、手足心热、舌红少苔、脉细数，治宜养阴清热，润肺滋肾。若以肺燥为主，则用清燥救肺汤或沙参麦冬汤；以肾虚为主，则用麦味地黄汤。痰多而稠者加川贝母、瓜蒌；咽痒者加玄参、桔梗；咯血者加白茅根；阴虚潮热者加银柴胡、地骨皮。

[郭建辉. 熊继柏教授治疗咳嗽验案 5 则. 新中医，2002，（3）：66－67.]

本节小结

温热类温病的卫分证以发热、微恶寒、口微渴为主症，可伴见头痛、少汗、咳嗽、舌苔薄白、舌尖边红、脉浮数等。本类温病的致病邪气虽有风热、温热、暑热和燥热多种，但犯卫表者以风热和燥热为多，治疗以解表透邪为基本大法，宜选用辛凉之剂，解表泄热，透邪外出，而忌予辛温发散之剂。

第二节 气分证治

【实训内容】

温热性证候中气分证的病机、临床表现及治法方药。

【实训要求】

1. 掌握各气分证的辨证要点及相应的治法方药。
2. 了解各气分证临床运用的注意事项。

【重点与疑难点】

1. 注意重点讲解临证中的思辨过程。
2. 注重症状鉴别和证候分析，以提高学生的临床思维能力。
3. 注意在讲解各个类型的证治特点的同时，总结温热性温病的发生发展规律。

【实训方法】

以教师讲解为主，适当配合门诊录像，学生提问，教师答疑。

一、邪热壅肺

1. 临床表现

身热，汗出，口渴，咳喘，咳痰黏稠不爽，甚则气急鼻煽，胸痛，舌质红，苔黄，脉数。

2. 病机分析

此为邪热壅盛,肺失宣降。肺热郁蒸,迫津外泄,则身热、汗出;里热伤津则口渴,甚则烦渴引饮;邪热壅肺,肺气宣降失司,故喘咳较剧,甚则气急鼻煽;肺气郁闭,脉络不通,故胸闷胸痛;肺气不宣,邪热炼液,则咳痰黏稠不爽;舌红苔黄,脉数为里热征象。身热,咳喘,口渴,苔黄,脉数为本证辨证要点。

3. 治法

清热宣肺平喘。

4. 方药

麻杏石甘汤(《伤寒论》)

麻黄 杏仁 甘草 生石膏

本方以麻黄、杏仁开宣肺气,平喘止咳;石膏清泄里热;麻黄配杏仁重在宣肺定喘,麻黄配石膏重在清宣肺热;甘草调和诸药。合之共奏清宣肺热之效。故本方重在清气热而不在化痰。因本证咳喘有痰,黏稠不利,而痰之由来,为肺热不能肃化,津液聚而变为痰,痰由热生,热退津行,则痰自消,故清气热则痰可去。

5. 临证运用

痰多咳甚气急者,加葶苈子、桑白皮以肃降肺气;胸痛加郁金、佛手、桃仁理气通络;痰中带血者加白茅根、侧柏叶、仙鹤草以凉血止血;若咳嗽痰黄稠,加瓜蒌实、浙贝母、鱼腥草以清肺化痰;如痰热、瘀血壅结于肺,蕴蓄成痈,咳吐腥臭黄痰,甚则痰中带血,苔黄腻,脉滑数者,方以苇茎汤合桔梗汤(苇茎、薏苡仁、冬瓜仁、桃仁、桔梗、甘草)清肺化痰,逐瘀排脓;若暑热犯肺,症见身热、头晕、心烦、咳痰,宜选方雷氏清宣金脏法(牛蒡子、川贝母、马兜铃、杏仁、瓜蒌皮、桔梗、冬桑叶、枇杷叶)清暑宣肺,化痰止咳。

实训医案 49

张某,男,18 岁,学生。

初诊:患喘证颇剧,已有五六日之久。询其病因为与同学游北海公园失足落水,经救上岸则一身衣服尽湿,乃晒衣挂于树上,时值深秋,金风送冷,因而感寒。请医诊治,曾用发汗之药,外感虽解,而变为喘息,撷肚耸肩,病情为剧。其父请中医高手服生石膏、杏仁、鲜枇杷叶、甜葶苈子等清肺、利气、平喘之药不效。经人介绍,专请刘老诊治。切其脉滑数,舌苔薄黄。

诊断:喘证,肺热壅盛(哮喘)。

分析与辨证:肺喘一证,从外邪论有寒、热之分,从内因而言则有虚、实之不同。所以用麻杏甘膏汤,观之似易,而用之实难也。本证汗出而不恶风,则与表证无关;而又不见烦渴,则与里证无关。惟喘急一症为肺气所专司,故辨为肺热作喘而无疑。

治法:清热、宣肺、平喘。

方药:原方加麻黄 4g。

服 1 剂喘减,又服 1 剂而愈。

　　用药分析：刘老曰：用生石膏清热凉肺，本为正治之法，然不用麻黄之治喘以解肺系之急，则石膏弗所能止。麻杏甘膏汤的病机是肺热作喘。肺金被热所伤，肺之合皮也，热则迫津外渗，症见汗出；邪热使肺之宣降失司则佛郁而喘；热证必见阳脉，如大、浮、数、动、滑也；舌质亦必红绛，而舌苔则必薄黄方为验也。

　　本方用麻黄配石膏，又大于一倍以上，则使麻黄宣肺平喘、石膏清热凉肺而相得益彰，自无助热伤津之弊；杏仁配麻黄，则宣中有降；甘草配石膏，则清中有补，且能缓急护心。此方如不用石膏而用芩、连苦寒沉降，则反碍肺气之宣；如不用麻黄之轻宣辛开，即使石膏之清、杏仁之降，因无宣开之药而无济于事也。麻黄治喘寒热咸宜，与干姜、细辛、五味子相配则治寒喘；与石膏、桑皮配伍则治热喘；与杏仁、苡米相配则治湿喘；除心、肾之虚喘必须禁用外，余则无往而不利也。

（《刘渡舟临证验案精选》）

二、燥热伤肺

1. 临床表现

　　身热，干咳无痰或少痰，甚则痰中带血，气逆而喘，胸满胁痛，鼻咽干燥，心烦口渴，少气乏力，舌边尖红赤，苔薄白燥或薄黄燥，脉数。

2. 病机分析

　　此为燥热壅肺，损伤气阴之证。气分燥热炽盛，则身热、脉数；热灼阴伤则口渴、心烦；邪在肺，肺失清肃，则出现气逆咳喘；气机不畅，络脉阻滞则胸满胁痛；燥伤肺津，津液不布则干咳无痰、鼻咽干燥；舌边尖红赤，苔薄或白或黄而干燥，皆为燥热之象。以身热，干咳无痰或少痰，气逆而喘，鼻咽干燥，脉数苔燥为辨证要点。

3. 治法

　　清肺泄热，养阴润燥。

4. 方药

　　清燥救肺汤（《医门法律》）

　　煅石膏　冬桑叶　甘草　人参　胡麻仁　阿胶　麦冬　杏仁　枇杷叶

　　本方取桑叶辛凉轻清，宣透燥热；杏仁、枇杷叶宣肃肺气而止咳；石膏辛寒清泄肺热；阿胶、胡麻仁养液润燥；人参、麦冬、甘草益气生津。全方共奏清泄肺热，滋阴润燥之功。

5. 临证运用

　　若卫表尚有郁热，酌加连翘、牛蒡子等以透邪外出，并去阿胶以防恋邪；痰多者，可加瓜蒌、贝母以化痰；痰中带血者，可加侧柏叶、白茅根、仙鹤草等以凉血止血；胸满胁痛甚者，酌加丝瓜络、郁金、橘络等和络止痛。

　　实训医案50

　　张某，女，31岁。

　　初诊：2个月来阵发咳喘，夜间及晨起时重，咳唾白沫不爽或黄黏痰，且不易咯出，气短。X 线胸片未见明显异常，肺功能检查提示气道通气障碍，双肺可闻哮鸣音，未闻及湿性啰音。本院耳鼻喉科诊断为"过敏性哮喘"。舌苔微黄，脉细数。

诊断：喘证，燥热伤肺（过敏性哮喘）。

分析与辨证：本证阵发咳喘，咳唾白沫不爽或黄黏痰，且不易咯出，气短，舌苔微黄，脉细数，符合燥热伤肺的特点。双肺可闻哮鸣音，未闻及湿性啰音证明呼吸道内痰涎量少，亦可作为参考。

治法：清热润燥。

方药：清燥救肺汤加减。桑白皮 15g，桑叶 10g，杏仁 10g，沙参 15g，麦冬 12g，石斛 15g，生石膏 30g（先煎），阿胶珠 10g（烊化），黑芝麻 10g（杵），黛蛤散 15g（布包），枇杷叶 10g，芦根 30g，鱼腥草 30g，僵蚕 10g，全蝎 6g。

二诊：连服 21 剂，病情平稳，咳喘明显减轻，但活动后觉喉间有痰，舌脉同前。原方去僵蚕、全蝎，继服 21 剂。

三诊：病情好转，已不咳嗽，有时气短，大便干，2 日一次，掌心热，舌红，苔局部剥蚀，脉细数。证属肺阴不足，再以前方去鱼腥草，加杏仁至 12g，加天冬 12g，生首乌 30g，瓜蒌皮 12g。

用药分析：本例有阵发性哮喘，且来势迅猛。中医据病情数变的特点，称风邪为患，当治风先治血，血行风自灭。故对此类疾患，应使用活血化瘀之品。印会河教授临诊凡遇此类证候，常在清燥救肺汤的基础上加全蝎、僵蚕、地龙、蜈蚣、蝉衣等（每次 1~2 味）。

[王诗雅，陈庆平. 印会河教授应用清燥救肺汤经验介绍.
中级医刊，1997，32（10）：50-51.]

三、肺热腑实

1. 临床表现
身热，痰涎壅盛，喘促不宁，腹满，便秘，苔黄腻或黄滑，脉右寸实大。

2. 病机分析
本证是肺经痰热壅阻，肠腑热结不通之肺肠并病之证。气分邪热不解则身热；痰热阻肺，肃降无权，致使痰涎壅盛，喘促不宁；阳明腑实热结，腑气不通则腹满、便秘；右脉实大，舌苔黄腻或黄滑为痰热征象。由于肺气不降则腑气难得下行，腑气不通则肺热无从外泄，所以本证实系肺与大肠之邪互相影响所致。痰喘，潮热，便秘为本证辨证要点。

3. 治法
宣肺化痰，泄热攻下。

4. 方药
宣白承气汤（《温病条辨》）
生石膏　生大黄　杏仁粉　瓜蒌皮
此上下同病，法当脏腑同治。方取白虎、承气方义相合而成。方中以生石膏清泄肺胃之热；杏仁、瓜蒌皮宣降肺气，化痰定喘；大黄攻下腑实。腑实得下，则肺热易清；肺气清肃，则腑气易通。所以本方为清热宣肺、泄热通腑、肺肠合治之剂。正如吴鞠通所说："以杏仁、石膏宣肺气之痹，以大黄逐肠胃之结，此脏腑合治法也。"因有宣肺通腑之效，故称宣白承气汤。

5. 临证运用

肺系感染性疾病在高热、咳喘的同时，常伴有便秘，清泄肺热佐加通腑，可提高疗效。若肺热炽盛，加黄芩、桑白皮、鱼腥草以清泄肺热；若痰涎壅盛，加浙贝母、瓜蒌皮、葶苈子以泻肺涤痰；如胸闷甚者，可加入郁金、枳壳以宽胸理气。若系燥热伤肺，肺津不布，燥干肠液，传导失司而成肺燥肠闭证，宜选用五仁橘皮汤（甜杏仁、松子仁、郁李仁、柏子仁、桃仁、橘皮）肃肺化痰，润肠通便。

实训医案 51

张某，女 42 岁。

初诊：1988 年 11 月 26 日诊。咳喘起自客冬，历时旬余而罢。一周前因感寒而发，病初恶寒发热，两日后热退，但咳喘未平，喘甚咳微，痰黄白相兼而黏稠，咯吐不爽，口干欲饮，胸痞，胃呆少纳，小溲黄，五日未更衣，脉象沉滑有力，舌红，苔黄而干且中心厚。

诊断：冬温；痰热壅肺，移热于腑（哮喘）。

分析与辨证：本案寒束于肌表，痰火壅阻肺窍，尔后表虽解而肺热未除，遂致阳明热结，腑气不通，升降之气不利，咳喘不已。

治法：宣肺化痰，泄热攻下。

方药：宣白承气汤加味：生石膏30g，淡黄芩6g，桑白皮10g，光杏仁10g，瓜蒌皮10g，黄郁金10g，南北沙参各10g，锦纹大黄10g（后下），玉桔梗10g，炙地龙10g。2剂。另10ml竹沥水4支，早晚各服1支。

用药分析：不清其上，无以除肺热；不泻其下，何以通腑气？法当以宣白承气汤清肺为主，又兼泄腑热，以作釜底抽薪之计，参以桔梗之升与杏仁之降，升降协调，肺气和利而喘定。

复诊时咳喘十去其六，痰色转白，两日来大便三行、质溏，知饥思纳，自觉舒适。原方石膏减为15g，大黄减为5g，余未变动，续服2剂而瘥。

[王少华. 宣白承气汤运用经验. 江苏中医，1990（2）：28-29.]

四、热郁胸膈

1. 临床表现

身热不甚，心烦懊恼，起卧不安，甚或身热不已，面红目赤，胸膈灼热如焚，烦躁不安，唇焦，咽燥，口渴，口舌生疮，齿龈肿痛，或大便秘结，舌红，苔黄，脉滑数。

2. 病机分析

本证初起为上焦无形热盛郁扰胸膈，故懊恼心烦；邪热初入气分，里热不甚，津液尚未大伤，故身热不甚，更无伤津口渴之症。若胸膈郁热不解，病情发展，势必燔灼充斥上下。邪热燔灼，熏蒸胸膈，故身热不已、面红目赤、胸膈灼热如焚；胸膈炽热扰心则烦躁不安；火热炎上，灼伤津液，故唇焦、咽燥、口渴、口舌生疮、齿龈肿痛；炽热及肠，腑失通降，故大便秘结；舌红、苔黄、脉滑数均为里热燔灼之象。身热不甚，心烦懊憹，或热甚，烦躁，胸膈灼热如焚为本证辨证要点。

3. 治法

清宣郁热或清泄膈热。

4. 方药

栀子豉汤（《伤寒论》）

栀子　豆豉

本证虽热在气分，但热势不甚，蕴郁胸膈，当"火郁发之"，治宜轻宣郁热。方中豆豉发而不烈，宣透胸膈郁热，兼以除烦；栀子味苦气轻，具流动之性，可清热除烦。二药配合，一清一宣，清中寓宣，使胸膈郁热得以轻清宣透。

凉膈散（《太平惠民和剂局方》）

大黄（酒浸）　芒硝　甘草　山栀子　薄荷　连翘　竹叶　黄芩（酒炒）　白蜜

胸膈郁热燔灼，充斥上下，应治以凉膈泄热，清上泻下。方中连翘、山栀子、黄芩、薄荷、竹叶清泄头面胸膈灼热以治上；大黄、芒硝通腑泄热，意在"以泻代清"而治中下；甘草、白蜜缓急润燥。合之共奏凉膈泄热，泻下清上之功。

5. 临证运用

如兼津伤口渴，加天花粉生津止渴；兼呕逆，加生姜、竹茹和胃降逆；若兼咳嗽，加杏仁、枇杷叶、牛蒡子宣肺止咳；如热甚加黄芩直折里热。热灼胸膈证不论有无便秘，均可使用凉膈散。如上中焦火毒炽盛，可加入生石膏、知母、黄连等以泻火解毒；如口渴、咽燥，可加入花粉、芦根以生津止渴。如邪热炼津为痰，结于胸膈胃脘而见身热面赤、心下痞、按之痛者，可选用小陷胸加枳实汤（半夏、黄连、瓜蒌、枳实）辛开散结，苦寒降泄。

实训医案52

郑某，男，50岁。

初诊：时令当寒反温，咽干心烦，懊憹不安，夜寐欠佳，胸中闷闷不乐，连日来过食酒肉辛辣，昨日发烧头晕，体温37.8℃。今诊两脉滑数有力，舌红且干，苔黄根厚浮黑，咽红肿痛，大便干结，小溲赤少，自觉灼热，舌疮作痛，唇焦破裂，面红目赤，有时憎寒，口干渴而思冷饮。

诊断：冬温（发热原因待查）。

分析与辨证：冬令反温，感之者即病冬温。该患者恣食酒肉辛辣，肠胃积滞蕴热已久，故病发即传入阳明。温邪蕴热在里，热灼津伤；过食辛辣荤腻，胃肠积滞。热灼胸膈，故心烦懊憹；积滞不除，则阳明蕴热更甚。

治法：凉膈泄热，兼以通腑。

方药：薄荷1.5g（后下），黄芩10g，炒栀子6g，淡豆豉10g，连翘10g，前胡6g，枳实6g，瓜蒌仁25g，元明粉1.5g（冲），生大黄粉1.5g（后下）。1剂。

二诊：昨服药2~3小时后，腹痛，大便畅通1次，小溲较多，夜间得小汗而睡眠甚佳，心烦懊恼皆减，体温37℃，身热已退，憎寒亦除，口干渴饮皆轻，咽红减而肿痛亦止，舌红苔黄根部略厚，两脉弦滑仍有力，但数象已无。温邪蕴热，肠胃积滞，药后虽减，但尚未除尽。再以凉胸膈，化积滞，兼以通腑。

炒山栀6g，淡豆豉12g，蝉衣6g，银花18g，竹叶6g，炒枳壳10g，黄芩10g，瓜蒌仁18g，焦三仙各10g，大黄粉1g，元明粉1g（分两次冲）。2剂。

三诊：药后大便畅通2次，心烦懊恼已除，身热退净，憎寒止而时有口干，舌苔已化，根部略厚不多，咽部红肿皆止，脉象濡滑而有神。胃肠滞热已除，温邪蕴热亦解。仍以疏调胃肠方法。饮食寒暖，诸当小心，辛辣荤腥仍忌。

炒山栀6g，淡豆豉10g，净蝉衣6g，竹叶茹各6g，炒枳壳6g，大腹皮10g，焦三仙各10g，水红花子10g，大黄1g。

四诊：诸症悉除，二便如常，食眠已安，舌脉正常。上方去大黄，3剂。辛辣腥荤续忌1周。

用药分析：治用栀豉轻宣郁热，硝黄微泄胃腑，得大便畅行，郁热顿解，而懊恼悉除矣。凡四诊始终以疏调胃肠为不变之法，治阳明夹滞之温病，此可为镜矣。

（《赵绍琴临证验案精选》）

五、阳明热炽

1. 临床表现

壮热，不恶寒反恶热，面赤，多汗，心烦，渴喜凉饮，舌质红，苔黄燥，脉洪大有力。

2. 病机分析

本证为邪正剧争，热炽伤津之证。胃经多气多血，邪热入里，正邪剧烈交争，里热蒸腾，发越内外，故壮热，面赤，不恶寒反恶热；热迫津液外泄则多汗；里热伤津、汗多失津，引水自救故口渴引饮；热扰心神则心烦；舌红，苔黄燥，脉洪大有力为里热炽盛之征。壮热，多汗，渴饮，脉洪大为本证辨证要点。

3. 治法

清热生津。

4. 方药

白虎汤（《伤寒论》）

生石膏　知母　生甘草　粳米

由于本证病理特点为里热蒸腾，热炽津伤，治疗当因势利导，清泄宣透，施以"辛凉重剂"白虎汤。方以石膏性味辛寒，入肺胃二经，辛能宣透，寒可清泄，能清热解肌，达热出表，可除气分高热；知母苦寒而性润，入肺胃二经，清热养阴，知母配石膏，可增强清热止渴除烦之力；生甘草泻火解毒，配粳米可护养胃气，配石膏甘寒生津，祛邪而不伤正。四药配伍，共奏清热生津之功效。白虎汤虽为气分热炽良剂，但药专力猛，临证时应慎重使用。吴鞠通提出白虎汤的使用禁忌可作参考，"白虎本为达热出表，若其人脉浮弦而细者，不可与也；脉沉者，不可与也；不渴者，不可与也；汗不出者，不可与也。常须识此，勿令误也"。凡表邪未解、里热未甚者，一般不宜使用白虎汤；至于里热盛而兼有表证或里虚阴伤者，可依据病情加减使用。

5. 临证运用

如兼肺热痰咳，可加入杏仁、瓜蒌皮、银花、鱼腥草以清肺化痰；若火炽津伤者，症见高热、小便短涩不利、口渴无汗、苔黄燥苍老，可用冬地三黄汤（麦冬、细生地、玄参、黄连、黄芩、黄柏、银花露、苇根汁、生甘草）清热泻火，甘苦化阴；若气分燥热炽盛，波及营血，扰动心神，而见身热、烦渴、斑疹出血、苔黄舌绛者，宜用白虎加生地汤（生石膏、知母、生甘草、粳米、生地）以清气凉血养阴；若气热引动肝风，症见高热、烦渴、痉厥、脉弦数，可配合羚羊角、钩藤、菊花等以凉肝息风；如热扰神明而谵语，加水牛角、连翘、竹叶卷心、莲子心以泄热清心。

叶天士云："夏暑发自阳明。"暑热初起，阳明热盛而兼有津气耗伤，宜方用白虎加人参汤；若暑伤津气明显，身热、体倦少气、脉虚无力者，方用王氏清暑益气汤（西洋参、石斛、麦冬、黄连、竹叶、荷梗、知母、甘草、粳米、西瓜翠衣）清涤暑热，益气生津；如汗出不止，津气欲脱者，症见大汗不止，气短喘喝，脉虚欲绝或散大无根，应方用生脉散（人参、麦冬、五味子）补气敛津，生脉固脱；若汗出过多，阳气将脱，症见冷汗淋漓，四肢厥冷，脉微欲绝，神志不清，是属亡阳危象，应于生脉散中加附子以回阳固脱，亦可改用参附汤加龙骨、牡蛎以益气回阳，敛汗固脱。

实训医案53

胡某，女，52岁。

初诊：患者因重症肌无力住院半年，西药每日注射新斯的明2次，中药出入于八珍汤、十全大补汤之间。4日前突然发烧，体温38.5℃，致病情迅速恶化，每次吃饭前必须加注1次新斯的明，否则不能坚持将饭顺利吃下。因虑其呼吸肌麻痹而致衰竭，已准备向外院借用铁肺备急。由于体温持续上升，病情难以控制，遂请全院老大夫共同会诊。病人面色萎黄，形体消瘦，精神不振，舌胖苔白糙老且干，两脉虚濡而数，按之细弦且数。自述心烦梦多，小溲色黄，大便两日未行，身热颇壮，体温39.4℃。已从协和医院借来铁肺准备抢救。会诊时，诸医皆曰：气血大虚，必须甘温以除大热。赵师问曰：前服参、芪、桂、附诸药皆甘温也，何其不见效？诸医又曰：原方力量太小，应增加剂量。赵师曰：个人看法，虽属虚人，也能生实病，此所说实病，包括新感病、传染病或其他实证。为慎重起见，先请经治医生用冰箱冷水少少与之，病人非常喜饮，又多给了一些，病人仍想多喝，将1杯（约300ml）喝完，病人说："我还想喝"，遂又给约300ml。饮毕自觉头身有小汗出，心情愉快，即时安睡。

诊断：春温，阳明热盛（重症肌无力）。

分析与辨证：赵师曰：病人素体气血不足，用甘温补中，本属对证。但目前非本虚为主，乃标热为主，暮春患此，当从春温治之。如是虚热，病人何能饮冰水600ml，且饮后小汗出而入睡？根据其舌胖苔白糙老且干，两脉虚濡而数，按之细弦且数，心烦梦多，溲黄便秘，断定是阳明气分之热，故改用白虎汤。病有标本，宿疾为本，新病为标。宿疾虽虚，新病未必亦虚，反之亦然，故不可一例而视之。虽是虚人，亦可患实证。此患者素服八珍汤、十全大补汤等甘温之剂，此治其重症肌无力，原属对症。然其暮春患感，陡然高烧，脉舌症皆显热象，岂可以虚热对待。虽前贤有甘温除大热之法，然其可治内伤虚热，不能退外感之实热。故虽从医皆曰可补，独先生能力排众议，坚请用清。若无定见于胸中，宁不随波逐流以免涉险乎？其用冷水试饮一法，又见诊断之细致入微。如果系实热，则必喜冷饮；若属虚热，则必不喜冷饮。以此法试之，虚实立判。故诊为阳明白虎证，投以白虎汤原方，立见功效。昔薛立斋氏尝以口唇冷热为判定寒热真假之标志，信非虚言矣。

治法：清泄阳明。

方药：生石膏 25g，生甘草 10g，知母 10g，粳米 60g。煎 100ml，分 2 次服，1 剂。

二诊：昨服白虎汤后，夜间汗出身热已退，体温 37℃，两脉虚濡而滑，按之细弱，弦数之象已无。病人今日精神甚佳，食欲亦增，心烦减而夜寐甚安，大便已通，小溲甚畅，舌胖苔已滑润。改用甘寒生津益气方法，以善其后。

生石膏 12g，沙参 10g，麦门冬 10g，生甘草 10g，知母 3g。1 剂。

三诊：药后体温 36.5℃，精神益佳，食眠均安，脉象濡软，舌胖质淡红，苔薄白且润。余热尽退，已无复燃之虞。仍由经治大夫按原治疗方案治疗原发病可也。

用药分析：此证需留意其辨证精细之处，一经辨为阳明热盛，投白虎汤则效如桴鼓。

（《赵绍琴临证验案精选》）

六、热结肠腑

1. 临床表现

日晡潮热，大便秘结或纯利清水，腹满硬痛，或时有神昏谵语，舌苔焦燥或起芒刺，脉沉实有力。

2. 病机分析

本证多由肺经邪热不解，传入胃肠，与肠中积滞互结而致。里热熏蒸，热结腑实已成，故日晡潮热；腑气不通，里实壅塞，浊气上扰神明，则时有谵语；邪热与肠中糟粕相结，传导失常，故大便秘结不通；亦有因燥屎内结，热迫津液下注，以致粪水从旁而下，纯利稀水，称为"热结旁流"；无论便秘不通或热结旁流，总因肠中有燥屎停滞，肠腑气滞，故腹胀硬痛，或按之作痛；苔焦燥或灰黑而燥或起芒刺，脉沉实有力，均为里热成实之象。日晡潮热，大便秘结或热结旁流，腹满硬痛，舌苔焦燥，脉沉实有力为本证辨证要点。

3. 治法

攻下软坚泄热。

4. 方药

调胃承气汤（《伤寒论》）

炙甘草　芒硝　大黄

方中以大黄苦寒攻下泄热；芒硝咸寒软坚润燥；炙甘草缓硝黄之峻，其留中缓下，使燥结郁热俱可缓缓而下。三药合用，可使胃肠郁热积滞从下得解。温病与伤寒阳明腑实证均用下法，但具体应用特点不同。温为阳邪，本已伤津，故不可用枳实、厚朴之温燥，恐更伤津，多不用大、小承气，而只用硝黄泄热软坚，并以甘草缓之，用调胃承气汤为攻下之主方。

5. 临证运用

若腑实兼小肠热盛，症见身热便秘、小便短赤，以"二肠合治"法，方用导赤承气汤（赤芍、生地、大黄、黄连、黄柏、芒硝）攻下热结，清泻火腑；如腑实兼热闭心包，症见身热便秘、神昏舌謇，方用牛黄承气汤（生大黄粉调服安宫牛黄丸）攻下热结，清心开窍；若腑实兼阴液亏损，症见身热便秘、口干咽燥、舌苔焦燥，治以增液承气汤（大黄、芒硝、生地、麦冬、玄参）攻下燥结，滋阴增液；如腑实兼气液两亏，症见大便秘结、口燥咽干、倦怠少气、苔焦脉弱，治以新加黄龙汤（大黄、芒硝、麦冬、生地、玄参、人参、甘草、姜汁、海参、当归）攻下燥结，补益气阴。

实训医案54

李某长子，19岁。

初诊：四月病伤寒九日，医作阴证治之，与附子理中丸数服，其证增剧。更医又作阳证，议论差互，不敢服药，决疑于罗。今诊其脉沉数，得六七至，夜叫呼不绝，全不睡，又喜饮冷冰水，阳证悉具。

诊断：伤寒，阳明腑实。

分析与辨证：坐有数人，罗不欲直言其证，但细为分解，使自度之。凡阳证者，身须大热而手足不厥，卧则坦然，起则有力，不恶寒，反恶热，不呕不泻，渴而饮水，烦躁不得卧，能食而多语，其脉浮而数者，阳证也。凡阴证者，身不热而手足厥冷，恶寒倦卧，恶闻人声，或自引衣盖，不烦渴，不饮食，小便自利，大便反快，其脉沉细而迟者，阴也。三日不见大便，宜急下。

治法：通下腑实。

方药：酒煨大黄18g，炙甘草6g，芒硝15g。煎服。

至夕，下数行，燥屎二十余块，是夜大汗出。明日又往视之，身凉脉静矣。

（《伤寒名医验案精选》）

用药分析：阳明腑实以苦寒软坚攻下治之，炙甘草保护胃气，腑实得下，诸症解除。

七、肠热下利

1. 临床表现

身热，下利稀便，色黄秽臭，肛门灼热，咳嗽，胸脘烦热，口渴，苔黄，脉数。

2. 病机分析

肺与大肠相表里，胃与肠相连属，肺胃邪热不从外解，又不内结成实，而迫注大肠，故下利稀便、色黄秽臭、肛门灼热；邪热在肺，则见身热、咳嗽；邪热在胃，而胸脘烦热、口渴；苔黄、脉数为里热之征。身热下利，苔黄脉数为本证辨证要点。

3. 治法

清热止利。

4. 方药

葛根芩连汤（《伤寒论》）

葛根　黄连　黄芩　炙甘草

本方以葛根轻清升发，升脾气而布津液，以止泻利；用苦燥之黄芩、黄连清热燥湿坚阴，使热不下迫、液不下注，则利可止；炙甘草甘缓和中，调和诸药。诸药配伍，则清热理肠，和中止利。本方并无收涩之品，而获止利之效。正如陈平伯说："温邪内逼，下注大肠则下利。治之者，宜清泄浊邪，不必专于治利。"

5. 临证运用

如恶心呕吐，加半夏、姜竹茹以和胃降逆止呕；腹痛较重，加白芍、木香行气和营止痛；若下利赤白，加白头翁、败酱草以清热解毒，凉血止痢；肺热较甚，加桑叶、银花以清宣肺热；胃热较甚，加生石膏、知母、竹茹以清泄胃热。如肺中燥热下移大肠，见咳嗽痰少黏，甚至咳痰带血，胸胁疼痛，腹部灼热，大便泄泻，舌红苔黄干，脉数者，宜选用阿胶黄芩汤（阿胶、黄芩、甜杏仁、生桑皮、白芍、鲜车前草、生甘草、甘蔗梢）以润肺清肠。

实训医案55

陈某，女，58岁。

初诊：初起发热恶寒，体温38℃～39℃，汗出，时有恶心。2天后开始神志不清，烦躁谵语，颈部有抵抗，查脑脊液白细胞总数 $23 \times 10^6/L$，单核细胞 $9 \times 10^6/L$；入院即给常规抗生素治疗。第3天开始腹泻，便培养金黄色葡萄球菌，诊为"乙脑并发剥脱性肠炎"。治疗无效，并产生霉菌，遂邀赵师会诊。一诊见：身热不退，神识昏沉，大便作泄，色黄气臭，小便黄，舌绛龟裂，苔焦黄唇燥，脉细数。

诊断：泄泻；暑热夹湿，肠热下利（乙脑并发剥脱性肠炎）。

分析与辨证：此为暑热久蕴入营，蒙闭心包，且积滞互阻，湿热下迫。气热复炽，营阴已伤。

治法：清营养阴，开窍透热。

方药：葛根45g，黄芩9g，黄连4.5g，甘草3g，生石膏30g，竹茹6g，菖蒲45g，郁金6g，鲜石斛15g，紫雪丹3g（分服）。2剂。

二诊：药后热退泄止，神志转清，溲黄，舌干红，苔已渐化，脉弦滑略数。以扶正养阳，清泄余热而愈。

用药分析："本证为乙脑重证并发剥脱性肠炎，属中医暑热夹湿。暑热久蕴，营阴已伤。热势深重，蒸湿炼液为痰，蒙闭心包，且气热炽盛，积滞互阻，湿热下迫。上有内窍堵闭，下有湿热阻滞于肠，气机不畅；又因气热复炽，热邪源源不断由气直涌营中。故以白虎清气热，葛根芩连清利肠热；菖蒲、郁金配紫雪丹清心涤痰开窍，甘草、滑石、竹叶通利三焦"，"排除造成营热不能外达的原因，使气机通畅，开营热外达之路。服后热退，泄止神清，为营热外透。舌干红溲黄，为营阴既伤，余热未清，故以养阴清泄余热法而愈"（原按）。此为以透热转气法救治暑温神昏重证。此证神昏与大肠湿热积滞有关，故用葛根芩连汤合菖蒲、郁金、紫雪，坚肠止利与清心开窍并举，又用滑石、竹叶通利水道，则三焦通畅，故收热退神清利止之效。

（《赵绍琴临证验案精选》）

八、热郁胆腑

1. 临床表现

身热，口苦而渴，干呕，心烦，小便短赤，胸胁满闷不舒，舌红苔黄，脉弦数。

2. 病机分析

本证为素体阴亏，复感温热病邪，少阳胆腑郁热外泄之候。胆腑邪热郁蒸外泄则身热；胆火上扰则口苦、心烦；胆火犯胃，胃失和降，则干呕不止；里热郁蒸，津液受损则口渴、小便短赤；热郁少阳，经腧不利，故有胸胁满闷不舒；舌红苔黄、脉弦数均系热郁胆腑之征象。身热，口苦，心烦，脉弦数为本证辨证要点。

3. 治法

苦寒清热，养阴透邪。

4. 方药

黄芩汤加豆豉玄参方（《温热逢源》）

黄芩　芍药　甘草　大枣　淡豆豉　玄参

本方以《伤寒论》黄芩汤加豆豉、玄参组成。方中以黄芩为君，苦寒泻火，直清胆热；玄参养阴清热；芍药、甘草酸甘化阴，以清热坚阴；豆豉宣发郁热，透邪外达，兼以除烦。叶天士认为黄芩汤苦寒直清里热，热伏于阴，苦味坚阴乃正治也。前人视本证为"邪伏少阴，发于少阳"，柳宝诒深谙其理，佐加豆豉、玄参，使"清"、"养"、"透"三法兼备，确为治疗春温胆腑郁热之良方。

5. 临证运用

若胆经郁热较甚，可改用吴鞠通黄连黄芩汤（黄连、黄芩、郁金、豆豉）以清宣胆腑郁热；若口苦、干呕较甚，加黄连、龙胆草以清泻胆火；如兼有表证，加葛根、蝉衣、薄荷以疏邪透表；兼见寒热往来，加柴胡以和解少阳胆经郁热。若火郁三焦，症见憎寒壮热，火毒充斥周身，治以升降散（白僵蚕、蝉蜕、姜黄、大黄）宣泻郁火。

九、热盛动风

1. 临床表现

高热不退，头痛头胀，烦闷躁扰，甚则神昏，手足抽搐，颈项强直，甚则角弓反张，舌红苔黄，脉象弦数，或舌红绛，脉细弦数。

2. 病机分析

本证为热邪炽盛，灼伤肝阴，引动肝风所致，属实热动风之证。血分热毒燔灼，故高热不退，头痛头胀；邪热上扰心神，故烦闷躁扰，甚至神昏；肝经热盛，灼伤肝阴，热极风动则发痉，表现为手足抽搐，颈项强直，甚则角弓反张；舌红苔黄，脉象弦数，为气分热盛；如舌红绛，脉细弦数为热盛伤及营血之象。高热不退，烦闷躁扰，手足抽搐为本证辨证要点。

3. 治法

凉肝息风，增液舒筋。

4. 方药

羚角钩藤汤（《重订通俗伤寒论》）

羚羊角　桑叶　菊花　钩藤　鲜生地　白芍　竹茹　川贝　茯神木　生甘草

本方以羚羊角、钩藤凉肝息风，清热止痉；桑叶、菊花清凉疏散，清利头目；生地、白芍、甘草酸甘化阴，舒缓筋脉之挛急；竹茹、川贝清热化痰通络；茯神木宁神定志。诸药配合，可使热清阴复，痉止风定。

5. 临证运用

若气分热盛而见壮热汗多，渴欲冷饮者，加生石膏、知母以大清气热；兼腑实便秘者，加大黄、芒硝攻下泄热；热毒迫血妄行，肌肤斑疹，甚或窍道出血者，加水牛角、板蓝根、赤芍、丹皮、紫草以凉血解毒；发痉较重，甚或角弓反张者，加全蝎、地龙、蜈蚣等以息风止痉；兼心经热盛，神昏谵语者，加用紫雪丹或清开灵、醒脑静注射液以清心开窍，镇痉息风。

实训医案 56

邹某，女，25 岁。

初诊：发热已半月，由于经济情况过差，无力求医，从昨日起开始高烧昏迷抽风，遂请往诊。一诊两脉细弦而数，高烧昏迷，形体消瘦，极度营养不良，头胀痛，躁扰不安，手足抽搐，角弓反张，舌绛干，质老，苔根略厚，唇焦色紫，大便 3 日不通，小溲色赤。西医检查怀疑为"病毒性脑炎"。

诊断：痉证，热盛动风（病毒性脑炎？）。

分析与辨证：素体阴虚血少，温邪蕴热直追血分，热邪上蒸则头胀头痛；热扰心神则昏迷躁动，血虚肝阴失养，筋脉拘急，故手足抽搐而颈项强直。此乃营热动风，血少筋急。

治法：清营热，佐以凉肝息风。

方药：细生地 30g，生白芍 9g，茯神 9g，桑叶 9g，钩藤 12g（后下），川贝母 6g，菊花 9g，珍珠母 30g（先煎），羚羊角粉 0.6g（分 2 次冲服）。2 剂。

二诊：药后身热渐退，体温 38℃，抽搐未作，神志已渐清醒，今晨大便 1 次，小便黄少，昨夜渐能入睡，两脉细数无力，弦势已减，舌苔干势已缓，质仍绛，头仍痛，口干不欲饮，唇紫且干。体质薄弱，血虚已久，温邪蕴热，阴分大伤，药后肝热已减，抽搐未作。热在营血，阴虚津亏，再以养血育阴增液，清心安神定抽。病势深重，防其厥变，诸当小心。

鲜生地 30g，生白芍 24g，鲜石斛 30g，晚蚕砂 12g，知母 9g，玄参 18g，丹皮 9g，钩藤 12g，鲜茅芦根各 30g，羚羊角粉 0.6g（分 2 次冲服）。2 剂。

三诊：身热渐退，日晡仍重，体温 37.6℃，4 天未抽，神志清醒，言语对答正确，昨日大便又通 1 次，色深不多，小便新畅，夜寐安，两脉细弱略数，沉取似有弦象，舌已渐润，边尖红，根略厚。温邪渐解，营热已清，胃肠滞热化而未清。再以养血育阴，兼化滞热，以退晡热。饮食当慎。

淡豆豉 9g，香青蒿 6g，鲜生地 30g，生白芍 24g，玄参 15g，丹皮 9g，钩藤 9g，鲜茅芦根各 30g，焦三仙各 9g。2 剂。

四诊：晡热已退净，体温正常，胃纳渐开，二便如常，舌苔已化，脉象细弱。温邪蕴热已解，胃肠滞热已化，再以疏调胃肠，以善其后。

北沙参 12g，细生地 24g，白芍 15g，焦三仙各 9g，鸡内金 9g，砂仁 1.5g（研冲）。5 剂药后胃纳大增，精神体力渐复。嘱其清淡饮食，休息 1 周，即可恢复工作。

用药分析：素体阴血不足，复感温邪，深入血分，热盛动风，病属厥阴风木。阴伤是本，风动为标，治当标本兼顾。故重用生地黄、白芍药养阴柔肝，合入羚角钩藤汤凉肝息风。药中病机，故药后即神清风定。二诊即增加育阴之力。三诊以其低热不退，日晡为甚，辨为胃肠滞热，遂加入疏调肠胃之药，终以调理脾胃收功。全案治疗以育阴为主导，随证变药，既体现了温病存阴的原则性，又体现出随证治之的灵活性。

（《赵绍琴临证验案精选》）

本节小结

风温、秋燥初起，表邪不解，传入气分；或春温、暑温，病之初起即见气分证。气分证是温邪入里，正邪相争，造成脏腑功能紊乱，病属里热实证的一类证候类型。其复杂多变，临床表现除具备发热、不恶寒、口渴、苔黄等基本症候外，可依病位在肺、胸脘、胸膈、胃、肠、肝、胆、三焦等的不同，出现相应的临床表现。治疗宜寒凉药物直接清泄里热。早期不可过用寒凉，如叶天士所说："到气才可清气"。根据感邪轻重及病位不同，选用辛寒、苦寒、甘寒之法，并结合兼夹病理产物，辨证施治。

第三节　营分证治

【实训内容】

温热性证候中营分证的病机、临床表现及治法方药。

【实训要求】

1. 掌握各营分证的辨证要点及相应的治法方药。
2. 了解各营分证临床运用的注意事项。

【重点与疑难点】

1. 注意重点讲解临证中的思辨过程。

2. 注重症状鉴别和证候分析，以提高学生的临床思维能力。

3. 注意在讲解各个类型的证治特点的同时，总结温热性温病的发生发展规律。

【实训方法】

以教师讲解为主，适当配合录像资料片，学生提问，教师答疑。

一、热灼营阴

1. 临床表现

身热夜甚，心烦躁扰，甚或时有谵语，斑疹隐隐，咽燥口干反不甚渴，舌质红绛而干，苔薄或无苔，脉细数。

2. 病机分析

本证多因素体营阴不足，复感温热病邪；或气分之热不解，病邪深传营分所致。邪入营分，热灼营阴，故身热夜甚；热蒸营阴，营气上潮，故咽燥口干反不渴；营气通于心，营热扰心，则心烦躁扰，甚或时有谵语；热窜血络，血热妄行，溢于肌肤，则见斑疹，邪热尚未完全入血，故斑疹隐约可见；舌绛而干，脉细数为热灼营阴之征。若邪热由气传营者，可见舌上多有薄黄之苔；若邪已深入营分，则舌呈纯绛而少苔。身热夜甚，心烦谵语，舌红绛为本证辨证要点。

3. 治法

清营解毒，透热养阴。

4. 方药

清营汤（《温病条辨》）

犀牛角　生地　玄参　竹叶心　麦冬　丹参　黄连　银花　连翘

本方为清透营分热邪之主方。方中水牛角咸寒，清解心营热毒；黄连苦寒，配合水牛角清热解毒，惟黄连苦燥，用量宜小；生地、麦冬、玄参甘寒配以咸寒，滋营阴，清营热；银花、连翘、竹叶性凉质轻，轻清透热，宣通气机，使营热外达，透出气分而解，此叶天士"入营犹可透热转气"之法；丹参清热凉血，活血化瘀，以防瘀热互结。诸药配合，共奏清营解毒，透热养阴之效。

5. 临证运用

犀角改用水牛角，并加用大青叶、紫草以清解营分热毒；如气营两燔，症见壮热渴饮，心烦躁扰，舌红绛，方用加减玉女煎（生石膏、知母、玄参、细生地、麦冬）以清气凉营；如热在心营，下移小肠，症见身热夜甚，心烦不寐，小便短赤热痛，舌红绛，治以导赤清心汤［鲜生地、朱茯神、细木通、麦冬（辰砂染）、粉丹皮、益元散、淡竹叶、莲子心、灯心（辰砂染）、童便］清心凉营，清泻火腑；若营热动风，症见身热夜甚，心烦谵语，痉厥，舌红绛，方中加用钩藤、丹皮、羚羊角以清营透热，凉肝息风。

实训医案 57

曾某，女，6 岁。

初诊：1993 年 5 月 22 日。其母代诉：患儿素体瘦弱，于 2 天前突然高热 39.8℃，伴有头痛、咳嗽、流涕、欲呕、烦躁不安，胸腹隐见针尖样大小的红点。其母即找西医治疗，诊断为"上呼吸道感染"。随即给予复方安基比林 1.2ml、柴胡注射液 2ml 混合后肌肉注射，青霉素 160 万 u 经皮试后加入 5% 葡萄糖氯化钠注射液 500ml 中作静脉滴注，每日 1 次。并口服麦迪霉素 0.1g，维生素 C 0.1g，强的松 5mg，每日 3 次。经上述治疗后约半小时，患儿体温逐渐下降至正常体温。可是当白天静脉滴注结束后，患儿的体温又徐徐上升，至晚上 9 时，体温又高达 40℃。于是继续使用上述西药退热消炎，并将青霉素剂量增加至 240 万 u，继续观察 1 天。结果患儿病情白天用药时暂时缓解，体温也基本正常，但到了晚上又依然高热。血常规：白细胞总数 8×10^9/L，中性粒细胞 0.50，淋巴细胞 0.48，嗜酸性粒细胞 0.02。由于患儿已反复高热 2 天，其母邀余中医会诊。刻诊症见：患儿面色红赤，胸腹红疹隐隐，烦躁不安，口渴，壮热，舌红绛而干，脉细数。

诊断：风温，气营同病（上呼吸道感染）。

分析与辨证：风为阳邪，百病之长，夹热相助，传变较速，入营而化生红疹，加之患儿禀赋不足，卫外抗邪之力较弱，故起病突然，反复高热，西药治疗效果欠佳，致出现身热夜甚，口渴烦躁，胸腹斑疹隐隐的热灼营阴之候。故选用清营汤凉营解毒，透热养阴。

治法：凉营解毒，透热养阴。

方药：清营汤加味：水牛角 6g（先煎），银花 6g，连翘、竹叶各 5g，玄参、丹参、麦冬、生地各 10g，黄连 3g，板蓝根 15g。每日 1 剂，3 碗水，先煎水牛角 20 分钟后加余药煎成 1 碗，分作 3 次服，每次间隔 3 小时。

在煎煮中药的同时，针刺患儿十宣穴放血泄热，然后接着推按大椎、曲池、合谷等穴，致患儿微微汗出时为止。

次日早上再诊时，其母谓昨晚经中医诊治服药后，患儿慢慢安静入睡，体温亦渐下降，现体温 38℃。效不更方，嘱仍按原方药续服 1 剂。是日晚顺访，患儿体温已正常，红疹消退，并与邻居孩童在玩耍。

用药分析：方中重用水牛角 60g 代犀角凉解营分之热毒为主药；辅以生地、玄参、麦冬清热养阴；佐以川黄连、竹叶、连翘、银花、板蓝根清热解毒，透热于外；使以丹参协助主药以清热凉血，活血散瘀，以防血与热结。诸药合用，共奏清热养阴和凉营解毒之效。本例同时施以推按大椎、曲池、合谷和针利十宣穴放血泄热等中医综合疗法，故获效快捷。

[邝国荣. 风温验案 1 则. 新中医，1994（10）：37.]

二、热陷心包

1. 临床表现

身灼热，神昏谵语，或昏聩不语，舌謇肢厥，舌色鲜绛，脉细数。

2. 病机分析

本证多因上焦肺卫证误治、失治；或素体心阴不足，心气素亏；或感邪过重，邪气猖獗，深陷内传，径入心包所致。邪热闭阻于内故身灼热；阳气不能达于四肢而肢厥，此热闭愈重，肢厥愈重，即"热深厥亦深，热微厥亦微"；热灼津液为痰，痰热闭窍扰神，故神昏谵语或昏聩不语；痰热阻于心窍，脉络不利，舌体转动不灵，言语不利；热陷心包，热伤营阴，则舌红绛，脉细数。以身热肢厥，神昏谵语，舌色鲜绛为本证辨证要点。热灼营阴证与本证均有昏谵，其营热扰心，神志异常较之本证为轻，仅表现为心烦不寐，或时有谵语；非本证邪热直接闭阻心窍，昏谵舌謇可比。

3. 治法

清心凉营，豁痰开窍。

4. 方药

清宫汤送服安宫牛黄丸，或至宝丹、紫雪丹。

清宫汤（《温病条辨》）

玄参心　莲子心　竹叶卷心　连翘心　水牛角尖　连心麦冬

清宫汤专清心经包络之邪热。水牛角清心火，避秽浊为主药；玄参心、连心麦冬清心凉营，育阴生津；莲子心交通心肾；连翘心、竹叶卷心轻清泄热，透热转气。上药合用，则达清透包络邪热之功。

安宫牛黄丸（引《温病条辨》）

牛黄　郁金　水牛角　黄连　朱砂　冰片　麝香　珍珠　山栀　雄黄　黄芩

紫雪丹（引《温病条辨》）

滑石　石膏　木香　磁石　羚羊角　寒水石　水牛角　沉香　丁香　升麻　玄参　炙甘草

局方至宝丹（引《温病条辨》）

水牛角　朱砂　琥珀　玳瑁　牛黄　麝香　安息香

安宫牛黄丸、至宝丹、紫雪丹三方皆性凉而有清热解毒，开窍止痉之功，属凉开之剂，治疗温热病窍闭神昏之危证，有温病"三宝"之称。临证时宜区别使用，其中安宫牛黄丸药性最凉，长于清热解毒，多用于高热昏迷证；紫雪丹药性偏凉，长于凉肝息风止痉，多用于高热惊厥证；至宝丹长于芳香辟秽，开窍醒神，多用于窍闭谵语证。

5. 临证运用

诸方中犀角可用水牛角（5～10倍剂量）、大青叶、生地替代，以发挥凉血解毒作用；如痰热闭窍较甚，加竹沥、胆南星、菖蒲、郁金以豁痰开窍。如暑热卒中心包，症见盛夏炎热，猝然昏倒，不省人事，身热气粗，喉中痰鸣，脉滑数，病发中暑，甚则兼见四肢厥逆，脉沉伏或沉涩，则为暑厥，当方用安宫牛黄丸或紫雪丹以芳香开窍，宣通气机。若热陷心包兼瘀血阻络，症见灼热，昏谵，舌謇，舌紫暗，脉沉涩，方用犀地清络饮（水牛角、粉丹皮、青连翘、淡竹沥、鲜生地、生赤芍、桃仁、生姜汁、鲜茅根、灯心草、鲜石菖蒲）以清心豁痰，通瘀开窍。

实训医案58

郭某，男，1岁。

初诊：持续高热（39.5℃）已阅月，间断性抽搐，两目直视，牙关紧闭，查体未见异常，血、尿常规，脑电图、血钾均正常，经西医治疗，未有寸进。1990 年 8 月 10 日改请中医治疗。除上述症状外，并见躁扰不安，哭闹不休，舌鲜红少苔，脉细数，指纹青紫透过三关。

诊断：痉证；温邪上受，逆传心包（抽搐原因待查）。

分析与辨证：高热伴躁扰不宁，已有热扰心神之象，加之舌鲜红少苔，结合儿科指纹望诊，辨为热陷心包之证。

治法：清心开窍。

方药：清宫汤加减：玄参、麦冬各 10g，莲心、竹叶卷心、连翘心各 5g，石膏 15g，琥珀、黄连各 3g。2 剂。

服 2 剂后，体温已降至 37.3℃，余症全消。再拟养阴清热。药用：玄参 4g，北沙参 4g，钗石斛 4g，麦冬 4g，生地 4g，花粉 5g，白薇 5g，川贝 5g，竹茹 5g，栀子 5g，连翘 5g，茯神 5g。服 2 剂病愈。

用药分析：本案以外感风热，邪毒壅盛，逆传心包所致，故以清宫汤清心开窍，合解毒定惊之品，2 剂即见大效。复以热病阅月，伤阴殊甚，故再投养阴清热生津之品而诸症悉愈。后者，养阴清热，乃仿丁甘仁法。方中玄参、沙参、石斛、麦冬、花粉大队养阴生津，白薇、川贝、竹茹化痰，栀子、连翘清余热，茯神安神，凡用于壮热伤阴，余热缠绵，每见卓效。

［郑设光．小儿热陷心包案．四川中医，1991（12）：18.］

三、内闭外脱

1. 临床表现

身热，神志昏聩不语，倦卧，汗多气短，脉细无力；甚者身热骤降，烦躁不宁，呼吸浅促，面色苍白，冷汗淋漓，四肢厥冷，脉细微欲绝。

2. 病机分析

此证多因邪盛正虚，或邪入心包，加之汗下太过，阴液骤损，气随津脱，病情迅速转化为亡阳气脱之候。邪热闭遏于内则身热；热陷灼液为痰，痰热闭阻包络，蒙闭清窍，则神志昏聩不语；气脱失神则倦卧；气阴两伤，正气欲脱，失于固摄，则汗多，气短，脉细微无力；阳气暴脱，失于温煦则身热骤降，面色苍白，四肢厥冷；阳脱失神则烦躁不宁；阳脱肺之化源欲绝，故呼吸浅促；阳脱失于固摄则冷汗淋漓，四肢厥冷；正气外脱故脉来细微欲绝。身热，神昏，汗多，肢厥，脉微为本证辨证要点。

3. 治法

清心开窍，固脱救逆。

4. 方药

生脉散或参附汤合温病"三宝"。

生脉散（引《温病条辨》）

人参 麦冬 五味子

本方以人参大补元气，麦冬、五味子酸甘化阴，守阴而留阳，阴液内存，则气不外脱。本方与"三宝"相合多用于痰热闭窍于内，津气外脱者。

参附汤（《妇人良方》）

人参　熟附子

方中以人参大补元气，附子温壮元阳，合用益气固脱，回阳救逆。与"三宝"相合临床多用于痰热闭窍于内，阳气暴脱之证。

5. 临证运用

上述方药与温病"三宝"同时服用，以扶正祛邪，开闭固脱。回阳固脱之法用于急救，用药当适可而止，待阳回脱止，不可再用，恐助热恋邪；须视具体证情辨治。

实训医案59

黄某，女，80岁。

初诊：1987年9月11日。病者近几年来时患头晕，2天前做家务时突然出现头痛，呕吐，视物不清，旋即晕倒在地。后由家人送来我院急诊。检查：体温38.9℃，血压21.5/13kPa，神志昏迷，面赤气粗，喉间痰鸣，口角向左歪斜，双侧瞳孔缩小，对光反射迟钝。心率110次/分，律整，心音微弱，两肺满布痰鸣音。左上下肢肌力0级。克氏征（-），布氏征（-）。眼底检查：动静脉比例为1:2，动脉反光增强，视神经乳头边缘模糊，并见少量渗血。脑脊液压力升高，血性。西医诊断为"脑出血"。即给予相应抢救治疗。次日下午3时许病者各症加重，昏迷加深，汗出不止，呼吸不规则，血压下降（6.7/0kPa）。家人见医生告病危而要求出院，以备后事。11日清晨，家人见病者仍有心跳、呼吸，故抱着一线希望邀余前往诊治。症见昏迷，失语，左侧肢体瘫痪，汗出淋漓，血压下降，小便失禁，舌红，苔黄腻，脉滑数无力。

诊断：中风（中脏腑）；风、火、痰内闭心窍，元气将脱（脑出血）。

分析与辨证：患者神昏、肢体偏瘫为中风心神被闭之象；又见汗出、脉无力，为痰热内闭，正气虚脱之证。

治法：先以清心豁痰开窍，佐以益气固脱。

用安宫牛黄丸1粒，溶于10ml冷开水，以棉签蘸之，频频点于舌上；另针刺人中、涌泉（双）、内关（双），先中等刺激后强刺激；静脉推注丽参针。约半小时后病人出现吞咽动作，后改用安宫牛黄丸灌服，每日1粒，分次服，连续2天。

二诊：13日。病人神志仍不清，喉中痰鸣音已减，舌脉如前。继续每日用安宫牛黄丸1粒，溶后分3~4次灌服。

另以羚羊角2g（先煎），钩藤、生地各15g，丹皮12g，石决明30g（先煎），白芍20g，山栀子、黄芩、川贝母、天竺黄、胆南星各10g，甘草6g。煎取100ml，分3~4次鼻饲给药。

三诊：14日。病者神志渐清，仍失语，患肢有轻微蠕动，体温37.8℃，血压12.0/8.0kPa，各症也减。效不更方，续用上法连服2日。

四诊：16日。病者神志较前清醒，仍失语。守前方加天麻30g，石菖蒲、郁金各12g。连服2天。

五诊：18日。病者神志清醒，体温正常，言语謇涩，左侧肢体肌力Ⅱ级，血压

16.0/9.3kPa。停服安宫牛黄丸。于上方去羚羊角、川贝母、天竺黄、胆南星、黄芩，加天麻、全蝎、僵蚕、桃仁、红花各10g，地龙15g，丹参30g。每日1剂，连服3日。

六诊：21日。病者神清，语言也稍清晰，面色㿠白，乏力，少气，舌紫黯，苔白，脉弦细。辨证：气虚血瘀，脑络阻塞。治以益气活血，祛痰通络。方用补阳还五汤加味：黄芪120g，丹参30g，当归尾、川芎、赤芍、红花、桃仁、全蝎、僵蚕各10g，地龙20g，白附子、甘草各6g。每日1剂，连服3天，配合针灸疗法。

七诊：24日。病者各症续减，语言尚欠流利，患肢肌力Ⅲ级。守上方服30余剂并配合针灸疗法，后语言日渐清晰，患肢功能基本恢复。经随访6年，生活基本能自理，未见复发。

用药分析：安宫牛黄丸有清热豁痰开窍功效，用其做点舌治疗主要是通过舌头和口腔黏膜吸收药物。这是广州中医学院邓铁涛教授根据"心主神明"、"舌乃心之苗窍"的理论而首创的治法。实践证明：使用本法后患者痰涎明显减少，神志渐转清晰，足见其对昏迷患者的豁痰醒脑作用。本病例初起其病机表现为风、火、痰上扰，内闭外脱。治以清热息风，豁痰开窍，佐以益气固脱。后神志逐渐清醒。恢复期其病机又转为气虚血瘀，脑络阻塞，故继以益气活血、祛瘀通络法，病者转危为安。

［蒲照全．中风闭脱救治1则．新中医，1994（7）：42.］

本节小结

营分证多由气分邪热不解，传入营分；少数则由卫分传营或直接病发营分。见于风温、春温、暑温等温热类温病的极期。由于"心主血属营"，因而营分证病变多影响到心包的功能，其病理特点：一是营热炽盛，热扰心神，热窜血络和热闭心包；二是心营阴津受损。治疗以清营透热或清心开窍为主，辅以滋养营阴。

第四节　血分证治

【实训内容】

温热性证候中血分证的病机、临床表现及治法方药。

【实训要求】

1. 掌握各血分证的辨证要点及相应的治法方药。
2. 了解各血分证临床运用的注意事项。

【重点与疑难点】

1. 注意重点讲解临证中的思辨过程。
2. 注重症状鉴别和证候分析，以提高学生的临床思维能力。
3. 注意在讲解各个类型的证治特点的同时，总结温热性温病的发生发展规律。

【实训方法】

以教师讲解为主，适当配合录像资料片，学生提问，教师答疑。

一、热盛动血

1. 临床表现

身灼热，躁扰不安，甚至昏狂谵妄，斑疹显露，或斑色紫黑，或吐、衄、便、尿血，舌质深绛，脉细数。

2. 病机分析

本证为温邪燔灼血分所致。邪热炽盛，阴血耗伤，病属邪盛正虚，病情危重。血热燔灼故身体灼热；热入血分，迫血妄行，损伤血络，从上而出则吐血、衄血；从下而泄则为便血、尿血；外溢肌肤则为斑疹，密集成片；热扰心神，故躁扰不宁，甚则昏狂谵妄；热毒烁血致瘀，瘀热互结，则斑色紫黑，舌质深绛；脉细数属热灼阴血之象。灼热躁扰，斑疹，出血，舌深绛为本证辨证要点。

3. 治法

清热解毒，凉血散血。

4. 方药

犀角地黄汤（《温病条辨》）

水牛角　生地黄　生白芍　丹皮

叶天士说："入血就恐耗血动血，直须凉血散血。"方中用水牛角清心凉血，解血分热毒；生地凉血养阴；上二药相配凉血止血，滋阴养血；芍药配丹皮清热凉血，活血散瘀。四药配合，共达清热解毒，凉血散血之功。

5. 临证运用

若热毒较甚，昏狂斑紫，加水蛭、大黄，配以神犀丹以活血祛瘀解毒；如吐血加侧柏叶、白茅根、三七；如衄血加白茅根、黄芩、焦栀子；便血加槐花、地榆；如尿血加小蓟、琥珀、白茅根。若气血两燔，症见壮热，大渴引饮，头痛如劈，骨节烦痛，烦躁不安，甚则昏狂谵妄，或发斑吐衄，舌绛，苔黄燥者，治以清热解毒，凉血救阴，轻证方用化斑汤（生石膏、知母、粳米、生甘草、玄参、水牛角），重证方用清瘟败毒饮（生石膏、生地、水牛角、川连、栀子、桔梗、黄芩、知母、赤芍、玄参、连翘、甘草、丹皮、竹叶）。

实训医案60

胡某，男，39岁，农民。

初诊：时值初秋，患者病已7日，初作寒热往来，继而热不解，便血如注，口渴，鼻促气微，语言难出，时躁不宁，其家人已作后事安排。诊视时见其面色苍黄，神情萧索，按之肤冷，脉伏不见，舌短赤。诊脉初毕，扶起即便血直流，血色纯红。

诊断：暑温，热盛动血（便血）。

分析与辨证：索阅前医之方，纯用一派辛燥截疟之药。陈老谓此乃误用辛燥，灼伤真阴，引邪深入，以致邪热伤阴动血。暑本阳邪，最易伤阴，暑令之疟，治宜辛凉清解。若不辨病因，见疟治疟，辛燥伤阴，引邪深入，络脉血溢，致成阴候，危及生命。"入血就恐耗血动血，直须凉血散血"（《外感温热篇》）。

治法：清营凉血。

方药：以犀角地黄汤合参麦饮加减。

犀角 3g（另煎），生地 20g（另浸），粉丹皮 6g，生白芍 9g，西洋参 5g，麦冬 9g，知母 6g，鲜石斛 9g，五味子 3g。除犀角用水 1 大碗另煎，急取 3 杯汁，生地用清水浸绞汁外，其他诸药同煎，用清水两碗，煎取三分之一和入犀角地黄汁，徐徐服之。药后则神安静卧，再服血止，热退肢温，脉出苔布。连服 3 剂，渐进糜粥，精神渐旺，体力恢复如常。

用药分析：热入血分，以犀角、地黄、麦冬、知母等咸寒配以甘寒养阴治之，又恐血溢脉外为瘀，加丹皮凉血活血则血止而不留瘀。

［焦庆华，陈万起．陈元新血证验案三则．中医文献杂志，1997（3）：32－33．］

二、热与血结

1. 临床表现

少腹坚满，按之疼痛，小便自利，大便色黑易下，神志如狂，时清时乱，口干，漱水不欲咽，舌紫绛或有瘀斑，脉细涩。

2. 病机分析

热入血分，耗血伤阴，致血黏稠，血行不畅；或血热妄行，离经之血蓄积体内；或素有蓄血感受温邪；或妇女经期感受温邪，皆成瘀热互结，蓄积少腹之证。血热耗血成瘀，蓄于少腹或膀胱之血络，而瘀血不在膀胱之内，亦非膀胱蓄水，故虽有少腹坚满疼痛，但小便自调；血蓄大肠，但血性柔润，故虽大便中带血色黑，但滑润易下；瘀热扰神故神志如狂；邪热伤津耗血，故口干渴，但瘀血内阻，又不欲咽；邪热耗血成瘀，血行涩滞，故舌质紫暗，脉涩不利。少腹坚满疼痛，舌紫绛或有瘀斑，脉细涩为本证辨证要点。

3. 治法

凉血逐瘀。

4. 方药

桃仁承气汤《温病条辨》

大黄　芒硝　桃仁　芍药　丹皮　当归

热瘀相结，若独清热则瘀不去，独祛瘀则热不解，故当清热、祛瘀并用。本方是以《伤寒论》桃核承气汤去桂枝、炙甘草，加丹皮、当归变化而成。本证因邪热所致，故去桂枝、炙甘草。方中丹皮、赤芍、桃仁清热凉血消瘀；大黄、芒硝通下泄热，行瘀破结；当归养血和血，并行血中之气，使气帅血行，以期瘀血、热邪从下而解。

5. 临证运用

对本证的治疗，应重视清热凉血和活血散血。血热盛者可加清热凉血的紫草、水牛角等；瘀血较甚者可加活血散瘀的三七粉；热瘀甚者还可用丹参注射液静脉点滴。热瘀相结于里，宜用苦寒攻下，以大黄为要药，用之得当，可使热瘀之邪由下而出。若见神志昏狂，可加用安宫牛黄丸，或紫雪丹、至宝丹，也可用清开灵注射液静脉点滴。阴液亏损严重，应加强养阴，注意及时补充水分，必要时给予静脉补液。

实训医案 61

李某，女，21 岁。

初诊：1950 年 4 月 10 日。一年来每次月经来潮时腹痛，痛引腰背，经量少，色黑夹少量瘀块，经期 3～5 天，周期 28～30 天左右。近两个月来，行经时腹痛加剧，不能坚持工作。就诊时，正值行经一天，量少色黑，瘀块较多，少腹胀痛，痛引腰背，两乳发胀，口渴心烦，大便干结，小便稍黄，舌苔稍干，质红，尖边有瘀点，脉沉弦稍数。

诊断：下焦蓄血，气滞血瘀夹热（痛经）。

分析与辨证：经期腹痛，伴口渴心烦，大便干，小便黄，舌脉亦为热瘀互阻之象。

治法：理气活血，泄热通下。

方药：桃仁承气汤加味。

桃仁、大黄、条芩、柴胡、香附、元明粉（冲服）、赤芍各 10g，桂枝、甘草各 5g。2 剂，每日 1 剂，水煎服。

4 月 13 日再诊：腹痛大减，经量增多，无烦渴，大便通利，脉弦缓，舌苔转白，尖边仍有瘀点。原方 3 剂。并嘱每月经前服上药 3 剂，连服两个月后，至今半年月事正常。

用药分析：下焦蓄血，以桃仁承气汤通下瘀血；因患者尚有肝气郁滞之象，故加柴、芩以和解少阳。

[简丁山. 桃仁承气汤验案举例. 陕西中医，1986（5）：214.]

本节小结

血分证是指邪热深入血分，引起动血、耗血所产生的一类证候。可由卫气分邪热不解，深陷血分；或营热不得及时转出气分，进而深入血分；或伏气温病发于血分。多见于风温、春温、暑温等温热类温病的危重阶段，预后不佳。治疗应凉血解毒，滋阴增液，活血散血。

第五节　气营（血）同病证治

【实训内容】

温热性证候中气营（血）同病证的病机、临床表现及治法方药。

【实训要求】

1. 掌握各气营（血）同病证的辨证要点及相应的治法方药。

2. 了解各气营（血）同病证临床运用的注意事项。

【重点与疑难点】

1. 注意重点讲解临证中的思辨过程。
2. 注重症状鉴别和证候分析，以提高学生的临床思维能力。
3. 注意在讲解各个类型的证治特点的同时，总结温热性温病的发生发展规律。

【实训方法】

以教师讲解为主，学生提问，教师答疑。

一、肺热发疹

1. 临床表现

身热，咳嗽，胸闷，肌肤红疹，苔薄白，舌质红，脉数。

2. 病机分析

本证为肺经气分热邪波及营络所致。肺经气分热邪不解，肺气不宣则见身热、咳嗽、胸闷；陆子贤《六因条辨》中说："疹为太阴风热"，因其病变中心在肺，肺热波及营分，窜入血络，则可外发红疹，疹点一般红润，粒小而稀疏，按之可暂退；苔薄白，舌红，脉数为邪热入里之征。肌肤红疹，发热，咳嗽为本证辨证要点。

3. 治法

宣肺泄热，凉营透疹。

4. 方药

银翘散去豆豉加细生地、丹皮、大青叶，倍玄参方（《温病条辨》）

连翘　银花　桔梗　薄荷　竹叶　生甘草　荆芥穗　牛蒡子　鲜苇根　细生地　丹皮　大青叶　玄参

银翘散系辛凉平剂，原用于风温初起，邪袭肺卫之证。本证用之，意在取其轻清上行，宣泄肺热，体现了"治上焦如羽，非轻不举"的用药原则；邪不在表，去豆豉以防耗伤阴精；肺热及营而发红疹，故加生地、丹皮、大青叶、玄参等凉营泄热解毒。本方两解气营，宣透气机，使邪从外解，邪去则红疹自退，以共奏宣肺泄热、凉营透疹之效。

5. 临证运用

若无卫表见症，荆芥亦可去之；升麻、柴胡、当归、防风、羌活、白芷、葛根、柽柳等辛温升散之品，因劫阴动血，故应忌用。

实训医案62

杨某，男，8岁。

初诊：1970年2月19日。发热2天，颈部和胸部出现猩红色疹子1天，白细胞总数12.8×10^9/L，中性粒细胞0.8，淋巴细胞0.2，中性粒细胞有中毒颗粒。断为"猩红热轻型"。因对青霉素过敏，改用中药治疗。发热（体温38.5℃），头痛，面红，咽喉红肿疼痛，吞咽时加剧，烦躁不安，耳后部、颈部和胸部有少量猩红色疹子，两腋下较密集，舌质边尖红绛，苔白，状若草莓，脉浮数。

诊断：风温，肺热发疹（猩红热）。

分析与辨证：温邪虽已入营，出现烦躁、斑疹隐隐及舌质红绛，但卫分之邪未罢，苔白脉浮，故为卫营合邪。

治法：宣肺泄热，凉营透疹。

方药：银翘散去豆豉加细生地、丹皮、大青叶，倍玄参方加减：银花30g，连翘30g，牛蒡子9g，桔梗6g，薄荷6g，甘草6g，生地9g，丹皮9g，大青叶15g，玄参12g。连服3剂，热退，咽清，红疹依次脱屑，速获痊愈。

用药分析：热炽卫气，扰动营血，但仍以卫气分病变为主，故以银翘散为基本方参入凉血活血以取效。

[薛芳．银翘散去豆豉加细生地大青叶元参丹皮汤新解．
新医学．1982，13（6）：316 - 318.]

二、气血两燔

1. 临床表现

壮热，目赤，头痛，口渴饮冷，心烦躁扰，甚或谵语，斑疹隐隐；甚或大渴引饮，头痛如劈，骨节烦痛，烦躁不安，或时谵语，甚则昏狂谵妄，或发斑吐衄。舌绛或深绛，苔黄燥，脉滑数、弦数或洪大有力。

2. 病机分析

本证为气分邪热未解，深入传于营血分，营热、血热又盛。因其热邪燔炽于气营（血），故名曰"两燔"，属气营（血）同病之证。邪热炽盛，燔灼气分，则壮热、苔黄燥、口渴饮冷或大渴引饮；火热炎上则目赤、头痛；热灼营阴，热扰心神，故心烦躁扰，甚或谵语；营热伤血络，溢于肌肤，则斑疹隐隐。若气分不解，涉及血分，导致热毒充斥气血两经，则属气血两燔。血分热炽，扰乱心神而烦躁不安，甚则昏狂谵妄；热盛动血可致发斑、吐衄；热毒充斥，故头痛如劈、骨节烦痛；舌绛是热在营血之征，若舌色深绛者，多已深入血分；苔黄燥提示气分邪热未解；脉数或洪为热盛之象。壮热烦渴，或昏谵，或有斑疹、吐衄，苔黄燥，舌绛或深绛为辨证要点。气营两燔与气血两燔在病机和临床表现上有所区别。气营两燔以壮热、口渴、苔黄而兼心烦、时谵语、或斑疹隐隐、舌绛为辨证要点；气血两燔以壮热、口渴、苔黄而兼斑疹透发、或吐衄下血、舌深绛为辨证要点。

3. 治法

气营（血）两清。

4. 方药

玉女煎去牛膝、熟地加细生地、玄参方，或用化斑汤、清瘟败毒饮。

玉女煎去牛膝、熟地加细生地、玄参方（《温病条辨》）

生石膏　知母　玄参　生地　麦冬

此方系吴鞠通据《景岳全书》玉女煎加减而成。方中石膏、知母清气分邪热；玄参、生地、麦冬清营滋阴；实寓白虎汤加增液汤之意。吴氏指出："气血两燔，不可专治一边……去牛膝者，牛膝趋下，不合太阴证之用；改熟地为细生地者，亦取其轻而不重、凉而不温之义，且细生地能发血中之表也；加元参者，取其壮水制火，预防咽痛失血等证也。"

化斑汤（《温病条辨》）

生石膏　知母　生甘草　玄参　犀角

本方即白虎汤加犀角（水牛角代）、玄参而成。斑属胃，胃主肌肉，阳明热毒内郁营血，外逼肌肤，故用白虎汤清气解肌，泄热救阴。由于热毒较重，逼迫营血而致斑疹显露，故配合犀角、玄参清营血以解毒化斑。

清瘟败毒饮（《疫疹一得》）

生石膏　生地　黄连　犀角　山栀　黄芩　知母　赤芍　桔梗　玄参　丹皮　连翘　竹叶　生甘草

本方系由白虎汤、凉膈散、黄连解毒汤及犀角地黄汤四方组合而成。方内石膏、知母大清阳明气热，清热保津；水牛角、生地、玄参、丹皮、赤芍等清营凉血解毒；黄连、黄芩、栀子、连翘泻火解毒；竹叶清心除烦；桔梗载药上行，开宣肺气，畅达气机以促药力；甘草解毒利咽。

以上三方皆为气营（血）两清之剂。而加减玉女煎泻火解毒力较弱，主要用于气营两燔证，而热毒尚不甚者；化斑汤用于热毒炽盛于气血而斑疹显露者；清瘟败毒饮则用于气（营）血两燔之重证，热毒亢盛至极者。对本证的治疗，应尤其注重清气，气热得清，营（血）之热可顺势外透而解。方药使用上多重用石膏，如余师愚所说："（清瘟败毒饮）此皆大寒解毒之剂，故重用石膏，先平甚者，而诸经之火自无不安矣"。

5. 临床运用

在用加减玉女煎治疗气营两燔证时，如热毒较炽盛者，可加黄连、黄芩、板蓝根、大青叶等清热解毒之品。在用化斑汤治疗斑疹透发时，可加丹皮、大青叶、赤芍等凉血散血、化斑解毒之品。清瘟败毒饮药味多而用量大，热毒不甚者，不宜轻投。如吐衄重者，可去桔梗加白茅根、小蓟；斑疹紫黑者，可重用生地、赤芍，加紫草、丹参、红花、归尾；大便秘结、腹胀满者，加大黄、芒硝。

若见神昏谵语、舌謇肢厥，可加用安宫牛黄丸，或紫雪丹、至宝丹；也可用现代制剂如清开灵注射液、醒脑静注射液等以清热解毒、清心开窍。热盛痉厥者，加僵蚕、蝉衣、地龙、全蝎等以平息肝风。阴液亏损严重，应加强滋阴治疗。如见斑疹隐隐，加用丹参、三七粉。

实训医案63

李某，男，34 岁。

初诊：省农林厅干部。于 1957 年秋季患流行性出血热住西安市第二人民医院，该院诊断为"流行性出血热"三期（发热、低血压、少尿），病情危重，经抢救不见好转。该院即组织抢救小组，延请西医专家会诊抢救，治疗10日未见好转。复转寄希望于中医药治疗，试图挽救于万一。该院老中医纪筱楼先生诊治亦未见效，急请先生会诊，同行前往者有西安医学院第二附属医院内科主任李景轼教授。

诊视患者卧床，全身高度水肿，神志不清，双目球结膜水肿突出，如蟹睛状，两颊皆血肿，无法看出舌苔，问不能答语，遍体布满手掌大出血斑及搔抓样血斑，小便量极少，为血尿，如红广告色，两手三部脉及两足趺阳脉均按不见，此乃高度水肿所致。会诊讨论时，在座者皆感对此病束手无策，唯希望寄予中医治疗，以观后效。

诊断：神昏，气血两燔（流行性出血热）。

分析与辨证：急性传染病导致发展之严重阶段，系中医瘟病中之一种。此乃瘟毒侵入营血化燥，三焦相火亢极，导致气血两燔，迫血妄行，外溢于皮肤，内滋于脏腑，耗津尿少，以致三焦水道失调，不能排出而症见全身水肿；上而热侵神明，故神错谵语。

治法：气血两清。

方药：用余师愚清瘟败毒饮加木通：犀角10.5g（锉末），生地35g，赤芍17.5g，丹皮17.5g，生石膏70g（先煎），知母28g，甘草17.5g，黄连10.5g，黄芩10.5g，栀子14g，连翘17.5g，玄参35g，桔梗10.5g，竹叶10.5g，木通17.5g。

加水800ml，煎煮40分钟，过滤出300ml，煎3次共量为400ml，每服200ml。该方清热解毒，凉血散血，清气养阴，通调水道，利尿消肿。先服1剂，无不良反应，继服2剂。严密观察病情变化，依据变化再约会诊。

当时该院纪筱楼先生阅此方云："我曾用中药无效，平生亦未见过此种凶危重证，米先生用此方可谓背水一战！"李景轼教授云：此方若能挽救病证，即为中医药治疗出血热病打开了治疗大门（此语均见载于病历）。当时先生对此证转危为安，亦尚不敢自信。

3日后该院又请先生会诊，李景轼教授仍同行。该院科主任及诸医师皆喜告先生曰：患者服药后病情好转。先生见患者神志清醒，能应答，全身水肿消退，遍体大片血斑皆有收敛，并能进食，脉可摸见，为沉细滑数。先生观其脉症，指出病证虽见好转，但余热未清，血未得宁，火气未得平静。仍用原方递减服用3剂。先减犀角地黄汤，次减黄连解毒汤之黄连，服用1剂，再减去白虎汤，改服知柏地黄汤调理，以达补肾滋阴、健脾和胃、滋阴制阳之功效；并嘱食以大、小米稀粥以保胃气。

3日后李景轼教授向该院电话询问患者情况，并谓再约米先生去看看病人恢复如何，该院即来车接先生与李教授前往。先生观患者诸症已消失，并已下床活动，甚为欣慰，即告辞返回。他们在路上说："现在病人用中医药治好了，生命救下了，我们主动地跑几次亦值得，很有收获。"此患者随访10年，未见复发。

用药分析：此乃气血两燔之重证，患者小便量少，邪无出路，以大剂清瘟败毒饮加淡渗利湿，导热从小水而出，以重剂救危证得愈。

（《米伯让——中国百年百名中医临床家丛书》）

本节小结

气营血同病证是指温热病中，气分邪热未解，入于营血分，营热、血热又盛，热邪燔炽于气营血。多见于春温、暑温等温热类温病的极期。这类疾病发病较急，病情较重，传变较快，预后不佳。治疗不可专治一边，而应两方面兼顾，宜辛寒清气，合凉营血解毒，并注重清气；气热得清，营（血）之热可顺势外透而解。

第六节　后期证治

【实训内容】

温热性证候中各后期证的病机、临床表现及治法方药。

【实训要求】

1. 掌握各温热性证候中各后期证的辨证要点及相应的治法方药。
2. 了解各后期证临床运用的注意事项。

【重点与疑难点】

1. 注意重点讲解临证中的思辨过程。
2. 注重症状鉴别和证候分析，以提高学生的临床思维能力。
3. 注意在讲解各个类型的证治特点的同时，总结温热性温病的发生发展规律。

【实训方法】

以教师讲解为主，适当配合门诊录像，学生提问，教师答疑。

一、余热未清，气阴两伤

1. 临床表现

低热，口舌干燥而渴，虚烦不眠，气短神疲，时时泛恶，纳谷不馨，舌红而干，脉细数无力。

2. 病机分析

阳明气分证后期，高热虽除，但余邪未净，故见低热；余热内扰而虚烦不眠；病至后期，胃津已伤，则口舌干燥而渴；气虚未复，则气短神疲；胃之气阴两伤，失于和降，故时时泛恶，纳谷不馨；舌红少苔，脉细数无力是邪退正虚之象。低热，口干，气短，舌红而干为本证辨证要点。

3. 治法 清热生津，益气和胃。

4. 方药

竹叶石膏汤（《伤寒论》）

竹叶　生石膏　半夏　人参　麦门冬　甘草　粳米

阳明热病后期，虚实夹杂，应邪正兼顾，方选白虎汤去知母，加麦冬、半夏、竹叶、人参，如吴谦所说"以大寒之剂易为清补之方"。方中竹叶、石膏清透余邪，祛除烦热；人参、麦冬益气养阴；粳米、甘草和中益胃；半夏降逆和胃止呕。诸药配伍，祛邪不伤正，扶正不恋邪，共奏清热生津、益气和胃之功。

5. 临证运用

如余邪未尽，痰瘀滞络，闭阻机窍，症见低热、肢颤拘挛、神呆者，治以清解余邪，活血通瘀，化痰搜络，方用三甲散（醋地鳖虫、醋鳖甲、土炒穿山甲、生僵蚕、柴胡、桃仁泥）加减；若邪热已退，肺胃阴伤，干咳、口干渴、舌红少苔者，应滋养肺胃阴津，方用沙参麦冬汤（沙参、玉竹、生甘草、桑叶、麦冬、生扁豆、花粉）；热退而肺胃阴伤者，偏胃阴伤者，方用益胃汤（沙参、麦冬、生地、玉竹、冰糖）；如邪热已退，气阴两伤，气短、口燥、纳差、脉细弱者，法当益气养阴，方用薛氏参麦汤（人参、麦冬、石斛、木瓜、生甘草、生谷芽、鲜莲子）。

实训医案 64

张某，男，71 岁。

初诊：1994 年 5 月 4 日。因高血压心脏病，服进口扩张血管药过量，至午后低热不退，体温徘徊在 37.5℃~38℃ 之间，口中干渴，频频饮水不解，短气乏力，气逆欲吐，汗出，不思饮食，头之前额与两侧疼痛，舌红绛少苔，脉来细数。

诊断：内伤发热；阳明气阴两虚，虚热上扰（发热原因待查）。

分析与辨证：本案发热于午后，伴见口渴欲饮，短气乏力，不思饮食，舌红绛少苔，脉来细数，属于"阳明气津两伤"无疑；胃虚有热，其气上逆，故见气逆欲吐。

治法：补气阴，清虚热。

方药：竹叶石膏汤：竹叶 12g，生石膏 40g，麦冬 30g，党参 15g，炙甘草 10g，半夏 12g，粳米 20g。

服 5 剂则热退，体温正常，渴止而不呕，胃开而欲食。惟余心烦少寐未去，上方加黄连 8g，阿胶 10g，以滋阴降火。又服 7 剂，诸症得安。

用药分析：竹叶石膏汤原为张仲景治疗"伤寒解后，虚羸少气，气逆欲吐"之证而设。在实际运用中，凡热病或因其他原因导致阳明气津两伤、胃失和降而见身热有汗，心烦口渴，气逆欲吐，舌红少苔，脉虚数等，皆可使用，疗效理想。

（《刘渡舟临证验案精选》）

二、阴虚火炽

1. 临床表现

身热，心烦躁扰不寐，口燥咽干，舌红苔黄或薄黑而干，脉细数。

2. 病机分析

本证为温热邪气久羁，上助手少阴心火，下灼足少阴肾水，致使水亏火旺，火愈亢而阴愈伤，阴愈亏而火愈炽。心火炎于上，则身热，心烦躁扰，舌红苔黄；肾水亏于下，则口燥咽干，舌苔薄黑而干，脉细；阳亢不入于阴，阴虚不能纳阳，故不寐。身热，心烦不寐，舌红，脉细数为本证辨证要点。

3. 治法

泻火育阴。

4. 方药

黄连阿胶汤（《温病条辨》）

黄连　黄芩　阿胶　白芍　鸡子黄

本证水亏火旺，当虚实兼顾，泻南补北。方中黄连、黄芩苦寒直折，清泻心火；阿胶、白芍滋补肝血肾精，养育真阴；鸡子黄滋补心肾。诸药配伍，上泻心火，下滋肾水，为攻补兼施之方。正如吴鞠通所说："以黄芩从黄连，外泻壮火而内坚真阴；以芍药从阿胶，内护真阴而外捍亢阳。名黄连阿胶汤者，取一刚以御外侮，一柔以护内主之义也。"

5. 临证运用

若暑伤心肾，症见心中烦热，消渴不已，肢体麻痹，舌红绛，苔黄燥，脉细数者，治以清心滋肾，方用连梅汤（黄连、乌梅、麦冬、生地、阿胶）。

实训医案65

李某，男，49岁。

初诊：患失眠已两年，西医按神经衰弱治疗，曾服多种镇静安眠药物，收效不显。自诉入夜则心烦神乱，辗转反侧，不能成寐；烦甚时必须立即跑到空旷无人之地大声喊叫，方觉舒畅。询问其病由，素喜深夜工作，疲劳至极时，为提神醒脑起见，常饮浓厚咖啡，习惯成自然，致入夜则精神兴奋不能成寐，昼则头目昏沉，萎靡不振。视其舌光红无苔，舌尖宛如草莓之状红艳，格外醒目，切其脉弦细而数。

诊断：不寐；火旺水亏，心肾不交（失眠）。

分析与辨证：失眠，《内经》谓之"不寐"、"不得卧"。成因有痰火上扰者，有营卫阴阳不调者，有心脾气血两虚者，有心肾水火不交者。本案至夜则心神烦乱，难以入寐，乃心火不下交于肾而独炎于上。陈士铎《辨证录》云："夜不能寐者，乃心不交于肾也……心原属火，过于热则火炎于上而不能下交于肾。"思虑过度，暗耗心阴，致使心火翕然而动，不能下交于肾，阳用过极，则肾水难以上济于心。又饮咖啡，助火伤阴，使火愈亢，阴愈亏。观其舌尖赤如草莓，舌光红无苔，脉细而数，一派火盛水亏之象，辨为心肾不交之证。

治法：下滋肾水，上清心火，令其坎离交济，心肾交通。

方药：黄连12g，黄芩6g，阿胶10g（烊化），白芍12g，鸡子黄2枚。

此方服至3剂，便能安然入睡，心神烦乱不发；续服3剂，不寐之疾从此而愈。

用药分析：黄连阿胶汤乃伤寒少阴热化证之正方，方中鸡子黄交通心肾，滋阴降火，不可或缺。

（《伤寒名医验案精选》）

三、邪留阴分

1. 临床表现

夜热早凉，热退无汗，能食形瘦，舌红少苔，脉沉细略数。

2. 病机分析

本证为温病恢复期，阴液亏损，邪伏阴分之证。人体卫气日行于阳，夜行于阴，阴虚余热留伏，卫气夜入阴分与邪相争，故入夜身热；至晨卫气出阴分而行于表，邪正无争，则热退身凉，余热未随卫气外出，故热虽退而身无汗；邪留阴分，病不在胃肠，故能进饮食；余热久留，营阴耗损而不能充养肌肤，故形体消瘦；舌红苔少，脉沉细均为余热耗损阴液之象。夜热早凉，热退无汗，舌红少苔为本证辨证要点。

3. 治法

滋阴透热。

4. 方药

青蒿鳖甲汤（《温病条辨》）

青蒿　鳖甲　生地　知母　丹皮

本证纯用养阴恐滋腻恋邪，单用清热又惧苦燥伤阴，只宜养阴、透热并举。方以鳖甲滋阴入络搜邪；青蒿芳香透络，配合鳖甲领阴分余热外出，如吴鞠通所言"此方有先入后出之妙，青蒿不能直入阴分，有鳖甲领之入也；鳖甲不能独出阴分，有青蒿领之出也"；丹皮透泻伏火；生地养阴清热；知母清热生津润燥。合为养阴透热之方。

5. 临证运用

青蒿鳖甲汤具有较好的透解阴分邪热的作用，除了治疗春温后期邪留阴分之证外，对于各种感染性疾病后期长期低热不退或其他多种不明原因的长期发热及某些功能性发热，均有较好的退热作用。若兼肺阴虚者，可加沙参、麦冬、川贝母等滋养肺阴，还可用生脉注射液静脉点滴；若兼胃阴虚者，可加玉竹、石斛、山药等滋养胃阴，还可佐以食疗，如进食雪梨汁、荸荠汁、石斛茶等；若虚热明显而呈五心烦热者，可加地骨皮、白薇、胡黄连等清退虚热。

实训医案66

曾某，男，2岁6个月。

初诊：2000年8月7日就诊。主诉：反复发热一月余。患儿于一月多前因发热、咳嗽而在外院诊治，予以头孢拉定悬浮液及清热解表之中药治疗，患儿咳嗽消失，然发热未退，体温波动于37.5℃~38.5℃之间，每于夜间升高，日间渐降。进行血尿常规、抗"O"、血沉、血培养、肥达氏反应试验、肺炎支原体等多项检查，均未发现异常。诊断为"暑热证"。曾服用数剂益气养阴之中药均未奏效，故求治于本院。查其体温38.2℃，神倦，少汗，口干欲饮，烦躁不安，纳差，多尿，大便干结，舌红苔薄，脉细滑。

诊断：内伤发热，阴虚内热（小儿夏季热）。

分析与辨证：暑热证又称为夏季热，发病于夏季，以长期发热、口渴多饮、多尿、汗闭为特征。其发生与患儿的体质因素有密切的关系，小儿乃稚阴稚阳之体，阳常有余而阴常不足，时值夏季暑热之际，外感热病伤及津液，加之使用清热解表之中药，苦寒伤阴，发汗耗津，更使阴津损伤，虚火内生，发热反复不退；津伤无以上荣，故口干欲饮；阴虚不能制约内热，肝火内扰，故烦躁不安；阴液不足，输化失职，则大便干结。

治法：养阴透热。

方药：青蒿鳖甲汤加味：青蒿 10g，鳖甲 10g（先煎），知母 10g，牡丹皮 10g，银柴胡 10g，小环钗 6g，生地黄 10g，牛膝 10g，夏枯草 10g，甘草 3g。每日 1 剂。

二诊：8 月 10 日。服药 3 剂后，患儿体温最高不超 38℃，汗出，烦躁减轻，大便已解。药见奏效，守前方继服 3 剂。

三诊：8 月 13 日。小儿精神转佳，晨起已无热，惟午后低热、口干欲饮、烦躁不安、大便干结等症消失。继用上方，去夏枯草、银柴胡、牛膝，加入云茯苓、谷芽、麦芽、白芍药等以善其后，服药 10 剂后诸症消失而告愈。

用药分析：取青蒿鳖甲汤清退虚热，入络搜邪，以透邪外出；加入银柴胡、小环钗以增退虚热之力；夏枯草清泻肝火，加强知母、牡丹皮清泻阴分伏火之功。诸药配合，共奏滋阴清热、透邪外出之功效。疾病后期更配合健脾柔肝之品以善其后，巩固疗效。

［徐雯．青蒿鳖甲汤治疗儿科疾病验案举隅．上海中医药杂志，2008（5）：46－48.］

四、真阴耗竭

1. 临床表现

低热不退，手足心热甚于手足背，口干咽燥，齿黑，或心悸，或神疲多眠，耳聋，舌干绛或枯萎，甚或紫晦而干，脉虚细或结代。

2. 病机分析

本证为邪热久羁不退，耗伤肝血、肾阴，而呈邪少虚多之证。肾阴亏则水不制火，虚热内生，故低热久留不退，尤以手足心热较甚；肾水不能上济，心神失养则心悸；肾阴大亏，精不养神，故神疲多眠；肾精亏损，不能充养耳齿，故耳聋、齿黑；阴血亏虚则舌干绛或枯萎甚或紫晦而干；邪少虚多则脉虚细无力；阴亏液涸则脉行艰难，搏动时止而结代。低热，咽燥，齿黑，舌干绛，脉虚细或结代为本证辨证要点。

3. 治法

滋养肾阴。

4. 方药

加减复脉汤（《温病条辨》）

炙甘草 干地黄 生白芍 麦冬 阿胶 麻仁

本方由《伤寒论》炙甘草汤去参、桂、姜、枣加白芍组成，为治疗温热病邪深入下焦，肝肾阴伤之主方。吴鞠通说："热邪深入，或在少阴，或在厥阴，均宜复脉。"方中炙甘草补益中气，以使津充阴复；生地、阿胶、白芍滋养肝肾之阴；炙甘草配白芍，酸甘化阴；麻仁养血润燥。诸药配伍，长于救阴，兼退虚热。

5. 临证运用

惟其药多属滋润之品，必真阴耗损，热由虚生者方可用之；若邪热尚盛者，则不宜用，以防恋邪。如兼心火炽盛，身热心烦不得卧，加黄连、栀子以清泻心火，或改用黄连阿胶汤；如汗出心悸，本方去麻仁，加生龙骨、生牡蛎、人参以镇摄潜阳，益气固脱；若阴液下泄，大便微溏，加牡蛎以滋阴固摄。

实训医案 67

黄某，男，73 岁，退休干部。

初诊：2007 年 10 月 20 日。患冠心病、高血压十余年，平日无明显不适，仅在活动时感到头晕、胸闷气促。2007 年以来两次因排便用力后突然晕厥，送省立医院急诊，确诊为"急性心肌梗死"。经冠状动脉造影发现冠状动脉各支均有不同程度的狭窄，较为严重的是右束支管腔狭窄直径缩小达 96%，在省立医院做经皮冠状动脉支架置入手术。手术已经 3 个月，西药按照术后要求服用，但心前区仍感不适，时有隐痛，上楼梯时气促，口干咽燥，大便干结，遂来就诊。查其面色苍白，消瘦，肌肤干燥，舌质红绛少苔，脉细无力。

诊断：胸痹，真阴亏虚（冠心病，冠状动脉支架置入术后）。

分析与辨证：本例患者阴液亏虚较为严重，出现机体失养的症状较为明显。手术后心之气阴恢复较慢，故心前区持续不适，时有隐痛，活动则气促。

治法：养阴补血，宣通心阳。

方药：加减复脉汤加味：炙甘草 10g，干地黄 24g，生白芍 15g，麦冬 15g，阿胶 10g（烊化冲服），麻仁 10g，全瓜蒌 24g，人参 15g，桂枝 10g。5 剂常法煎服。

药后心前区隐痛缓解，大便通畅；继前方再服 5 剂诸症消除，自我感觉良好。

二诊：停服中药 2 天，大便又见干结，再予加减复脉汤：炙甘草 10g，干地黄 24g，生白芍 15g，麦冬 15g，阿胶 10g（烊化冲服），麻仁 10g。5 剂，常法煎服。嘱患者注意休息，多吃滋阴养液之品，适当活动，以养心肾之气阴。药后症状消失。

用药分析：加减复脉汤养阴复脉，人参补益心气，桂枝温通心阳，瓜蒌宽胸理气。心之气阴得以滋养，功能得以恢复，症状自然得以消除。

［陈锦芳. 加减复脉汤的临床应用. 江苏中医药，2008（3）：12 - 13.］

五、虚风内动

1. 临床表现

低热，手足蠕动，甚或瘛疭，心悸或心中憺憺大动，甚则心中痛，时时欲脱，形消神倦，咽干齿黑，舌干绛，脉虚细无力。

2. 病机分析

本证为肾精肝血耗损，虚风内动之候。肝肾阴虚，虚热内生则发低热；真阴欲竭，心失所养，故心悸或心中憺憺大动，甚则心中痛；阴亏至极，阴不维阳，阳气欲越，则时时欲脱；肾精肝血耗损，筋脉失养，故手足蠕动，甚或瘛疭；肾阴亏竭，无以充养，则形消神倦，咽干齿黑；舌干绛，脉虚细无力为肝肾阴亏之征。以手足蠕动，甚或瘛疭，舌干绛为本证辨证要点。热盛动风证痉厥与本证相似，但多见于温病极期，病属热极生风，四肢抽搐，强急有力，多伴有高热、神昏、肢厥、渴饮、脉弦数等症状；本证则见于温病后期，病属虚风内动，手足蠕动、震颤，徐缓无力，伴见心中憺憺大动、时时欲脱、形消神倦、咽干齿黑、舌干绛、脉虚细无力等一派虚象。

3. 治法

滋阴养血，柔肝息风。

4. 方药

三甲复脉汤（《温病条辨》）

炙甘草　干地黄　生白芍　麦冬　阿胶　麻仁　生牡蛎　生鳖甲　生龟板

三甲复脉汤系加减复脉汤加牡蛎、鳖甲、龟板而成。方以加减复脉汤滋养肝血肾阴，加三甲以潜阳息风。适用于手足蠕动，心中憺憺大动，脉细促为主症的虚多邪少之虚风内动证。

大定风珠（《温病条辨》）

炙甘草　干地黄　生白芍　麦冬　阿胶　麻仁　生牡蛎　生鳖甲　生龟板　五味子
鸡子黄

大定风珠方为三甲复脉汤加鸡子黄、五味子而成。以三甲复脉汤滋阴养血，潜阳息风；加鸡子黄以增强滋阴息风之效；五味子补阴留阳以防厥脱之变。此方以血肉有情之品填阴，为救阴重剂，其药味厚滋腻，用之不当，有恋邪之弊。适用于纯虚无邪，阴虚至极，阴阳时时欲脱之虚风内动证。

5. 临证运用

三甲复脉汤和大定风珠是针对真阴损伤严重，虚风内动而设，对邪热已去，纯属阴虚风动者方可使用；若邪热尚盛者，不得与之，以防滋腻恋邪难解。正如吴鞠通所说："壮火尚盛者，不得用定风珠、复脉。"在临床上，如肝肾阴液亏耗严重，可配合麦味地黄口服液，或用生脉注射液等静脉滴注；兼有肺气将绝而喘息气促者，急加人参以培元固本；若将成阴阳两脱之势而兼见自汗不止者，加龙骨、人参、浮小麦以益气敛汗固脱；若心阴心气大伤，而兼见心悸者，加人参、茯神、炒枣仁、浮小麦等以益气养心安神。

实训医案 68

郭某，男，52 岁，教员。

初诊：1982 年 3 月 29 日。自述头痛头晕 4 年，双手颤抖 1 年，近来加重。患者平素情绪暴躁，喜饮酒，嗜食肥甘厚腻之味。从 1978 年秋季起始感头痛眩晕，睡眠欠佳，头重脚轻如醉酒之状，当即测得血压 186/114mmHg，化验血胆固醇 325mg%。曾经某医院诊断为"动脉硬化"、"高血压"。经服用"牛黄降压丸"、"烟酸肌醇"、"益寿宁"等去血脂、降血压药物，病症有所减轻，但常因情绪不佳或饮酒而加重。于 1 年前又出现双手颤抖不已，伸直或写字时颤抖加重，拿东西自觉无力，十分苦恼，无力工作，生活不能自理，但无肢体疼痛之感。曾在某市医院诊断为"功能性震颤"、"神经性震颤"

等，曾用镇静等药物罔效而就诊。症见：头痛如掣，眩晕如坐车船，旋转不定，视物模糊，周身乏力，双手不由自主颤抖，难以抑制，写字吃饭均不方便，同时伴有少寐多梦，急躁善怒，耳鸣，口苦咽干，肢体麻木，下肢时有拘急，肌肉瞤动，便干溲赤，舌红苔少而干，脉弦数，左尺脉见细弱。

诊断：颤证；肝肾亏乏，阴虚阳亢，引动肝风（功能性震颤）。

分析与辨证：所谓"手颤"，是指双手或单手不由自主颤抖的一种病态。《内经》曰："诸风掉眩，皆属于肝。"可见手颤与肝密切相关。此例患者属于肝肾亏乏，阴虚阳亢，肝风内动所致。肝肾阴虚，阳气亢进，上逆升腾，则见眩晕，头痛如掣，急躁善怒；阴虚阳无所制，神无所养而不内守，阴阳不相济，则少寐多梦；阴虚阳亢，肝风内动，散于四末，则见肢体麻木，颤抖，肌肉颤动；肝火上炎则见口苦咽干。

治法：滋阴潜阳，平肝息风。

方药：大定风珠加减：阿胶 10g（烊化），生龟板 15g，生地黄 18g，鳖甲 15g，石决明 30g（先煎），钩藤 24g（后下），天麻 10g，怀牛膝 10g，菊花 10g，全蝎 10g，僵蚕 10g，白芍 24g，鸡蛋黄 2 枚。水煎服。

二诊：1982 年 4 月 3 日服上方 4 剂，双手颤抖，头痛头晕稍减轻，仍觉烦躁不安，少寐多梦，肌肉瞤动、麻木。守前方加炒枣仁 24g，山茱萸 15g，首乌 15g，黄芪 24g，当归 12g。继服 7 剂后，手颤大有好转，其右手能勉强写字；但字体歪斜，耳鸣仍存在，故原方加石菖蒲 15g。服用上方共 27 剂，已获痊愈，手无颤抖，身体趋于康复。再拟上方 4 剂，以巩固之。同年 7 月 15 日随访手颤未曾复发，身体健康。

用药分析：本证治宜滋阴潜阳，平肝息风。选用石决明、钩藤、全蝎、僵蚕、菊花等平肝明目、潜阳息风以治其标；用山茱萸、首乌、生地黄、白芍、鳖甲、龟板等养阴以固其本；用黄芪、阿胶、当归等补气养血以根除肢麻之症。诸药合用，共收全功。

[吕建光．大定风珠加减治疗手颤．河北中医，1985（6）：22.]

本节小结

温热类温病，在卫、气、营、血阶段，经过恰当的治疗，病可向愈。若虽经治疗但未能及时挽回病势，而邪恋正虚，产生诸多变证。所以病至后期，可表现为邪气仍盛，而正气已虚，或邪虽退但正气虚极不复，或余邪未尽留扰阴分等。临床上须分辨不同情况，清解余邪，扶助正气，耐心调治以善后。

【思考题】

1. 邪袭肺卫时如何选用银翘散和桑菊饮？

2. 痰热结胸的证治及其与阳明经、腑证的鉴别要点。

3. 肺热移肠证的下利和热结旁流的下利在病机上有什么不同？两证的治疗各是什么？

4. 试比较麻杏石甘汤证和宣白承气汤证？

5. 阳明热结与逆传心包均可出现神昏，二者在病因病机和证候表现上有何区别？

6. 热在胸膈根据病情轻重不同，分为热郁胸膈与热灼胸膈，二者证治有何异同？

7. 热闭心包证、热灼营阴证、热盛迫血证是温病营血证中的三大类证候，请说说各证的病机、辨证要点和相互间的联系。

8. 试比较黄连阿胶汤证与连梅汤证的异同。

9. 在温病临床中，如何区别运用黄连阿胶汤、大定风珠、青蒿鳖甲汤？

10. 温病阳明热结有许多兼证，请结合教材总结温热类温病阳明热结五个兼证各自的病理和主要临床表现及相应治法、方剂。

第四单元　湿热性证候

第一节　卫气分证治

【实训内容】

湿热性证候中卫气分证的病机、临床表现及治法方药。

【实训要求】

1. 掌握各卫气分证的辨证要点及相应的治法方药。
2. 了解各卫气分证临床运用的注意事项。

【重点与疑难点】

1. 注意重点讲解临证中的思辨过程。
2. 注重症状鉴别和证候分析，以提高学生的临床思维能力。
3. 注意在讲解各个类型的证治特点的同时，总结湿热性温病的发生发展规律。

【实训方法】

以教师讲解为主，适当配合门诊录像，学生提问，教师答疑。

一、湿遏卫气

1. 临床表现

身热不扬，午后热势较显，恶寒，无汗或少汗，头重如裹，身重酸困，四肢倦怠，胸痞脘闷，口不渴，苔白腻，脉濡缓。

2. 病机分析

本证是湿温初发的常见证型，为卫气同病，内外合邪，湿重热轻之证。既有湿郁卫分之表证，又有湿遏气机之里证。其病机是湿邪偏重，郁遏肌表，肺气失宣。肺主气而属卫，湿遏卫阳，失于温煦、开合则恶寒，无汗或少汗；湿中蕴热，热被湿遏，故虽发热而身热不扬，午后热势较显；湿邪蒙闭清阳，清阳不宣，则头重如裹；着于肌肉四肢，则身重酸困，四肢倦怠。

本证见发热恶寒，头痛少汗而口不渴，类似风寒表证，但脉不浮紧而濡缓，项不强痛，且有胸闷脘痞、苔白腻等湿郁见症，据此可作鉴别。本证胸闷脘痞，与食滞相似，但无嗳腐食臭。本证午后热甚，与阴虚潮热类似，但无五心烦热、颧红、盗汗、舌红少苔等见症。

3. 治法

芳香辛散，宣化表里湿邪。

4. 方药

藿朴夏苓汤（《医原》）

藿香　半夏　赤苓　杏仁　生苡仁　蔻仁　猪苓　泽泻　淡豆豉　厚朴

本方用淡豆豉、杏仁宣肺疏表，肺气宣化，则湿随气化；藿香、厚朴、半夏、蔻仁芳香化浊，燥湿理气，使里湿祛除而气机得畅；猪苓、赤苓、生苡仁、泽泻淡渗利湿，并可泄热，为湿邪寻求出路。本方集芳香化湿、苦温燥湿、淡渗利湿于一方，以使表里之湿内外分解。

三仁汤（《温病条辨》）

杏仁　飞滑石　白通草　白蔻仁　竹叶　厚朴　生苡仁　半夏

本方用杏仁轻宣肺气；白蔻仁、厚朴、半夏芳香化浊，燥湿理气；生苡仁、白通草、飞滑石淡渗利湿；合用竹叶以轻清宣透郁热。吴鞠通说："惟以三仁汤轻开上焦肺气，盖肺主一身之气，气化则湿亦化也。"

5. 临证运用

表郁甚，恶寒无汗，用桔梗、葱白、苏梗以加重疏卫透表之力；湿滞经络，酸楚作痛，加防己、秦艽以通经活络。

实训医案 69

张某，男，1岁半。

初诊：1964年5月3日。4月24日发热，恶寒，咳嗽气急，体温39℃～40℃，住某医院确诊为"腺病毒肺炎"。用多种西药治疗未效，病情缠绵，其母心情焦急异常，经同道介绍前来治疗。患儿迄今发热未退，烦躁多哭，烦躁时头额有汗，咳嗽较甚，咳声不畅，不思食，不饮水，且拒食饮，大便溏软，腹不胀满，小便黄，脉沉滑，面黄，舌质淡，苔白黄腻带秽。

诊断：湿温，湿遏卫气（腺病毒肺炎）。

分析与辨证：本案因春末多雨，气候偏湿，感受湿邪，清阳郁闭，卫失疏泄，肺失清肃，痰湿内聚，以至热不得越所致。病机是湿热郁闭，肺气失宣。患儿起病发热，恶寒，咳嗽气急，用多种西药，体温稍降，而胸透阴影不吸收，咳嗽仍频，烦躁多哭，哭时仅头额有汗，便溏腹软，面黄，小便黄，脉沉滑，舌质淡，苔黄腻带秽。据上病情分析，辨证当属外感湿热，湿郁卫气。湿热郁闭则见高热，哭时仅头额少汗，烦躁，溲黄，苔黄腻；湿阻气机，肺气失宣则咳嗽；中运受困则面黄，腹软，便溏；湿阻经脉，则舌质淡，脉沉滑。由此可见，湿邪为患并非皆属脾胃，亦有偏于上焦肺者。

治法：宣通肺卫，通阳利湿。

方药：

连皮茯苓二钱，法半夏二钱，杏仁一钱五分（去皮），苡仁四钱，冬瓜仁二钱，白蔻八分（打），芦根二钱，桑皮一钱五分，麦芽一钱五分（炒），竹茹一钱，象贝一钱，枇杷叶二钱（炙）。慢火煎三十分钟，取三十毫升，每次两匙，两剂。

用药分析：方以杏仁、白蔻、苡仁宣上、畅中、渗下；半夏、茯苓、冬瓜仁燥湿渗湿；桑皮、象贝、枇杷叶宣肺降气，使肺气得降，咳嗽得平；竹茹、芦根、麦芽化湿醒脾。2剂服后上焦得通，胃气即和，遍身汗出，而体温恢复正常。

二诊：1964年5月5日，服上药二剂后，周身絷絷汗出，即思乳食。今日体温已平，烦躁亦除，精神活跃，面色转红润，唯咳嗽较频，食欲渐增，大便每日一行，夹有少量黏物，脉沉滑微数，舌正红，秽腻苔已去。郁闭已开，湿痰未净，宗前法加减。

连皮茯苓二钱，法半夏一钱，橘红一钱，杏仁一钱五分，苡仁四钱，冬瓜仁二钱，芦根三钱，桑皮一钱五分，麦芽一钱五分（炒），竹茹一钱，象贝一钱，枇杷叶二钱（炙）。二剂而愈。

用药分析：二诊仍咳嗽较频，此为郁闭已开，痰湿外出之象。故因势利导，再予疏利痰湿，调理脾胃，二剂而愈。

（《蒲辅周医案》）

二、邪阻膜原

1. 临床表现

寒热往来如疟，寒甚热微，身痛有汗，手足沉重，呕逆胀满，舌苔白厚腻浊如积粉，脉缓。

2. 病机分析

寒热往来如疟，寒甚热微，为湿热浊邪入于膜原，湿遏热伏，表里之气失通，营卫不和，邪正交争于膜原之内；身痛有汗，手足沉重为湿浊外溃肌肉，经气受阻；呕逆胀满为湿阻气机失调；舌苔白厚腻浊如积粉，脉缓为湿浊偏盛，病位膜原。

3. 治法

疏利透达膜原湿浊。

4. 方药

雷氏宣透膜原法（《时病论》）

厚朴（姜制）　槟榔草　果仁（煨）　黄芩（酒炒）　粉甘草　藿香叶　半夏（姜制）　生姜

本证湿浊郁闭较甚，非一般化湿之剂所能为功，须投以疏利透达之方，以开达湿浊之邪，本方系从吴又可达原饮化裁而来。方用厚朴、槟榔、草果芳香辟秽，苦温燥湿，辛开行气，直捣膜原，开泄透达盘踞之湿浊；辅以藿香、半夏、生姜增强化浊燥湿，开达湿浊之力；佐以黄芩清泄湿中之热；甘草为和中之用。

达原饮（《温疫论》）

槟榔　厚朴　草果　知母　黄芩　芍药　甘草

本方用于邪在膜原，湿遏热伏，症见寒热往来，或憎寒壮热，头身重痛，胸胁痞闷，呕恶，苔如积粉，舌红赤，脉弦数。方中槟榔消积利气，行滞祛湿；厚朴破戾气所结而燥湿；草果辛烈气雄，除伏邪盘踞。三药协同，直达膜原使邪气溃散。知母滋阴，芍药和血，黄芩清热，甘草和中。四味药是全方的调和之品，有助于疏化湿热，祛邪扶正。

5. 临证运用

上两方药性偏温燥，临床应用注意中病即止；慎勿过剂使用，以免助热劫津而酿生他变。湿热阻遏，热象较显，如小便黄加清利之品，如大便燥加通下之品。体质阳虚者，可加肉蔻仁、干姜破阴化浊。

实训医案70

舒某，男，31岁。

初诊：1992年2月28日。高热十余天，某医院诊为"病毒性感冒"，经退热、抗生素治疗热仍不退。现症：体温39.6℃，头痛，不思饮食，口干喜冷饮，气粗面赤，便秘4日未行，舌红苔黄垢腻，脉弦数。

诊断：湿温，邪伏膜原（病毒性感冒）。

分析与辨证：温疫初起，湿遏热伏，踞于膜原，汗之不宜，下之不可，邪伏不出，则高热不止。

治法：疏利泄热，通达膜原。

方药：川朴12g，草果6g，槟榔15g，白芍10g，知母10g，黄芩10g，葛根12g，大黄6g，甘草10g。

用药分析：患者服2剂后，自觉症减，头痛止，高热退，思饮食，体温37.7℃，舌红苔黄微厚，脉略数。效不更方，仍原方2剂。复诊热退，大便通畅，食纳如常。加葛根、大黄者，以外散内通，助之以除热也。

［张士恭，任占敏．达原饮验案二则．北京中医，1998（2）：50.］

三、卫气同病

1. 临床表现

发热，恶风寒，头痛，周身痠痛，无汗或少汗，心烦，口渴，小溲短赤，脘痞，苔腻，脉濡数。

2. 病机分析

本证为暑湿内郁于气分，又感时令邪气外束于表所致之卫气同病证。暑热内郁，故见心烦口渴，小溲短赤，脉数；湿邪阻滞气机，则见脘痞，苔腻，脉濡。时邪郁于表，故见发热，恶风寒，头痛，周身痠痛，无汗或少汗等表现。

3. 治法

清暑化湿，疏表透邪。

4. 方药

银翘散去牛蒡子、玄参加杏仁、滑石方（《温病条辨》）

即于银翘散内，去牛蒡子、玄参，加杏仁、飞滑石。

银翘散疏透表邪且轻清泄热，又因有暑湿之邪内阻，故去牛蒡子、玄参之润，加杏仁、滑石宣开气机，分利暑湿，使表里之邪各得分解。

黄连香薷饮（《类证活人书》）

香薷　扁豆　厚朴　黄连

本方又称四物香薷饮。方中用香薷、厚朴、扁豆以解表散寒，涤暑化湿；黄连清热除烦。诸药配合可使表里之邪各得分解。故适用于暑湿郁于气分，暑热亢盛，心烦、口渴较甚，且有风寒束表，复见恶寒发热，无汗身痛较重者。

以上二方所治的病证有所不同：银翘散去牛蒡子、玄参加杏仁、滑石方适用于在表之邪偏热者；而黄连香薷饮适用于在表之邪属寒者。

5. 临证运用

如胸闷，加郁金、香豉；呕而痰多，加半夏、茯苓；小便短赤，加苡仁、白通草；如里热较甚者，可酌加山栀、黄芩以清在里之郁热；如苔腻、脘痞、泛恶等湿邪内阻症状明显者，加半夏、荷叶、佩兰、滑石等；如心烦、口渴、溲赤、舌红等暑热症较甚者，加银花、连翘、寒水石、竹叶等。

实训医案 71

李某，男，1 岁半。

初诊：2000 年 8 月 29 日。1 个月来发热、咳嗽气促，曾在当地医院诊为"支气管肺炎"，经中、西医治疗，咳嗽气促逐渐好转，但发热持续不退。后又用青霉素、菌必治、护彤口服液等治疗，热稍退旋即复发，体温在 37.5℃~39.5℃。诊见患儿消瘦，目大无神，唇焦色黑，体温 39℃，手足心热，脘腹痞硬，口干时欲饮水，不欲纳食，舌红苔白中黄，脉象浮弦滑数。

诊断：疰夏，卫气同病（支气管肺炎）。

分析与辨证：小儿夏季热病机为暑气蕴遏肺胃。小儿体弱不耐暑热熏蒸，暑气乘虚侵袭肺胃，肺气失宣则汗闭，热不能泄而发热不退；暑气内蕴，耗伤胃内阴津而致口渴引饮；暑热伤气，气不化水，故尿清长而频。尿多伤津，便口渴喜饮。暑必兼湿，暑湿相合，缠绵难愈。

治法：消解暑邪，消磨积滞。

方药：香薷 10g，淡豆豉 10g，苏叶 10g，神曲 10g，枳壳 10g，谷芽 10g，麦芽 10g，青蒿 10g，连翘 10g，橘皮 10g，厚朴 6g，胡黄连 6g，焦山楂 15g。

加水 500ml 浸泡 30 分钟，煎取 200ml 去渣。2 日 1 剂。服 2 剂后体温降至 37.6℃，仍见口渴，但饮水量明显减少，精神稍好转，纳食稍增。续服 3 剂后热退神安，后嘱增强体质，加强营养。

用药分析：黄连香薷饮方中香薷辛温发表，兼能利湿；厚朴、枳壳、橘皮宽中除满，理气消滞；苏叶、豆豉既加强香薷解表作用，又可以助厚朴行气调中；青蒿宣透暑热；胡黄连、连翘苦寒泻火解毒；山楂、神曲、麦芽消食磨积。诸药合用能发表解暑、调和营卫，使汗出而热退，积消而秽去，诸症自除。

［魏敏．黄连香薷饮加味治疗小儿夏季热 15 例.
实用中医药杂志，2005，21（10）：602.］

本节小结

本节证候多见于湿温病、暑湿病初起，病程阶段在卫气分，病情较轻。藿朴夏苓汤和三仁汤适用于湿温初起湿遏卫气、表里合邪之证，二方均有宣上、畅中、导下的作用，能够宣化表里之湿。湿热秽浊之邪郁伏膜原，阻遏阳气，用雷氏宣透膜原法、达原饮疏利透达膜原湿浊，药用温燥以开达湿浊之邪，但需注意中病即止。暑湿内郁于气分，又感时令邪气外束于表所致之卫气同病证，用银翘散去牛蒡子、玄参加杏仁、滑石方和黄连香薷饮以清暑化湿，疏表透邪。

第二节　气分证治

【实训内容】

湿热性证候中气分证的病机、临床表现及治法方药。

【实训要求】

1. 掌握各气分证的辨证要点及相应的治法方药。
2. 了解各气分证临床运用的注意事项。

【重点与疑难点】

1. 注意重点讲解临证中的思辨过程。
2. 注重症状鉴别和证候分析，以提高学生的临床思维能力。
3. 注意在讲解各个类型的证治特点的同时，总结湿热性温病的发生发展规律。

【实训方法】

以教师讲解为主，学生提问，教师答疑。

一、湿重热轻，困阻中焦

1. 临床表现

身热不扬，脘痞，腹胀，恶心，呕吐，口不渴，或渴不欲饮，或渴喜热饮，大便溏泄，小便浑浊，苔白腻，脉濡缓。

2. 病机分析

身热不扬，口不渴，或渴不欲饮，或渴喜热饮，为湿热直犯中焦，湿重热轻；脘痞腹胀，恶心呕吐为脾湿气阻，胃气失降；大便溏泄，小便浑浊因湿浊趋下，大肠传导失司，小肠泌别失职；苔白腻，脉濡缓为湿重之象。

3. 治法

芳香宣化，燥湿运脾。

4. 方药

雷氏芳香化浊法（《时病论》）

藿香叶　佩兰叶　陈广皮　制半夏　大腹皮（酒洗）　厚朴（姜汁炒）　鲜荷叶

湿浊偏盛，当以温运化湿为主；湿中蕴热，不可早投寒凉。藿香、佩兰芳香化湿；陈皮、半夏、厚朴、大腹皮理气燥湿，散满除胀，降逆止呕；荷叶升脾中清气，且又透泄郁热，清升则浊自降。原方药量较少，临证可酌加。此方雷氏治芒种后霉湿之证。湿浊之邪壅遏上中焦气分，非香燥之剂不能除，本方燥湿化浊，升运脾气，使气机得通而湿浊得去。

5. 临证运用

上焦胸闷加杏仁以宣降肺气，气行湿化；下焦湿浊加茯苓、猪苓、生苡仁、茵陈以渗湿导邪。

实训医案 72

王某，男，32 岁。

初诊：1980 年 6 月 28 日。突然吐利、腹痛 2 天，呕出物残渣及下稀粪，泻下黄色水样便。当地医院诊断为"急性肠胃炎"。经用抗生素及补液后，脱水已基本纠正，但吐利、腹痛如故，并伴恶寒发热，体温 38℃，头痛而晕，汗出不畅，渴不欲饮，胸闷纳呆等症，遂来就诊。症见面色淡黄，精神困倦，表情痛苦，呈急性病容，苔白腻，脉濡缓。

诊断：湿温，湿热中阻（急性肠胃炎）。

分析与辨证：夏月吐利、腹痛，湿热秽浊壅滞中焦，脾阳受遏，运化无权，谷易成滞，不能化水谷、生津液以输布全身。清气不升，浊气不降，以致清浊不分而吐利交作。证属湿滞中焦，升降失司。

治法：芳香宣化，燥湿运脾。

方药：藿香10g，滑石10g，苏叶10g，陈皮10g，半夏10g，大腹皮10g，厚朴10g，佩兰6g，木香6g，苍术6g。

服药 1 剂，吐利、腹痛均减，原方再进 3 剂，诸恙悉平。

用药分析：藿香、佩兰、滑石、苏叶、陈皮、半夏、大腹皮、苍术、厚朴化湿、利湿、燥湿，木香、厚朴行气。

［杜勉之. 雷氏芳香化浊法的临床辨证鉴别运用. 中医杂志，1982（7）：53.］

二、湿热并重，困阻中焦

1. 临床表现

发热汗出不解，口渴不欲多饮，脘闷，呕恶，心中烦闷，便溏色黄，小溲短赤，苔黄腻，脉濡数。

2. 病机分析

发热，汗出热不解为湿热郁蒸；口渴不欲多饮为热伤津，湿邪阻气；脘痞，呕恶为脾胃升降失常；便溏色黄，小便短赤为湿热流下；苔黄滑腻，脉濡数为湿热内蕴。

3. 治法

燥湿泄热，辛开苦降。

4. 方药

王氏连朴饮（《随息居重订霍乱论》）

川连 炒山栀 厚朴 制半夏 淡豆豉 石菖蒲 芦根

本方药用黄连、山栀苦寒泄热；厚朴、半夏辛温燥湿。此寒温同施，苦辛并进，分解中焦湿热，调整脾胃功能，故谓之"辛开苦降"。辅以菖蒲芳化宁神，豆豉透热除烦，芦根清热生津止渴。

5. 临证运用

若湿热郁蒸肌肤发白晶痦，用薏苡竹叶散，组成为滑石、竹叶、薏苡仁、白蔻仁、连翘、茯苓、白通草，以清泄湿热，透邪外达。如吴鞠通道："辛凉解肌表之热，辛淡渗在里之湿。"若为枯痦，当补益气液，选生脉散等。若呕吐甚，加姜汁、竹茹。

实训医案73

陈某，男，64岁。

初诊：1997年5月7日初诊。间断胃痛2年，曾服用过胃舒平、雷尼替丁、阿莫西林、胃苏冲剂、气滞胃痛冲剂等中西药物，疗效不佳。经胃镜检查，诊为"慢性浅表性胃炎"。症见：脘部疼痛，时有嘈杂吞酸，食后脘胀，纳差，口干苦，大便不爽，舌质暗红，苔黄腻，脉滑。

中医诊断：胃痛，湿热伤中（慢性胃炎）。

分析与辨证：慢性胃炎常表现为胃脘胀满隐痛、纳差、恶心、嘈杂或腹泻，迁延不愈常出现消瘦、乏力等症。本病人乃因湿热蕴滞中焦，阻碍气机，故脘部胀痛；胃中郁热，逆而上冲，故泛酸嘈杂、口苦而干；气机不畅，脾胃受纳、腐熟无能，故纳差；湿热之邪互结，故大便不爽；舌质暗红，苔黄腻，脉滑为湿热蕴阻中焦之征。

治法：清胃化湿，理气和胃。

方药：黄连12g，川朴12g，陈皮12g，半夏9g，炒二芽各12g，大白12g，草蔻9g，连翘15g，芦根15g，苍术15g，炒萝卜子12g，当归15g，白芍10g，元胡12g，甘草3g。

服药3剂，脘部胀痛、口干苦即减。服药1周，泛酸亦缓，纳食基本如常，大便正常。守方继进5剂，诸症消失。随访1年，未再复发。

用药分析：以连朴饮加减清胃化湿，理气和胃。黄连、连翘清热；川朴、陈皮、半夏、苍术、草蔻、大白（槟榔）行气燥湿；炒二芽、炒萝卜子消食助胃；当归、白芍、元胡理气血止痛；芦根生津止渴；甘草调和诸药。

［王玉芳. 连朴饮新用. 河北医学，1999，5（5）：80.］

三、热重湿轻，蕴阻中焦

1. 临床表现

高热，汗出，面赤，气粗，口渴欲饮，脘痞，身重，苔黄微腻，脉滑数。

2. 病机分析

本证为阳明热炽，兼太阴脾湿，而成热重湿轻之候。其高热汗出、口渴欲饮、面赤气粗、苔黄、脉滑数等症状均为阳明热盛之象，身重脘痞、苔微腻为太阴脾湿之征。

3. 治法

清泄阳明胃热，兼燥太阴脾湿。

4. 方药

白虎加苍术汤（《类证活人书》）

石膏　知母　甘草（炙）　粳米　苍术

本方由白虎汤加苍术而成，以白虎汤清阳明胃热，苍术燥太阴脾湿。暑热夹湿为患，徒清热则湿不退，而湿祛则热易清，故应清暑、祛湿同施。

5. 临证运用

如中焦湿邪较盛，可加藿香、佩兰、滑石、通草等芳化渗利之品。若阳明热盛较重，可酌加竹叶、银花等以清热；若热盛化火，可酌加黄芩、黄连、栀子以清热解毒。

实训医案74

李某，男，6岁。

初诊：1990年7月31日初诊。持续发热3天，曾到市某医院以西药治疗，热不退，入夜热骤升30.5℃，全身肌肤灼热，乳蛾红肿（＋＋＋），右侧化脓，唇干、舌红、苔黄腻，脉滑数。

诊断：急乳蛾，热重于湿（急性化脓性扁桃体炎）。

分析与辨证：肺胃热盛，火邪上冲。小儿为纯阳之体，热病易伤津液，正对患儿正盛邪实之阶段；因南方气候多湿邪，感邪多夹湿；且小儿"脾常不足"，而脾为湿困。

治法：清热解毒燥湿，佐以疏风解表。

方药：生石膏30g（先煎），知母10g，马勃10g，青天葵8g，蝉蜕8g，板蓝根15g，玄参15g，苍术6g，甘草3g。2剂，每日1剂，嘱停用西药。

用药分析：白虎加苍术汤出自《类证活人书》，具有清热燥湿，生津止渴之效。方中石膏与知母相须为用，有极好的清气分热作用；苍术芳香化湿，醒脾助运，故苍术一药确有画龙点睛之意；加入板蓝根、青天葵清热解毒凉血，蝉蜕疏风热；药后啜稀粥养胃气而助药力。

二诊：8月2日。母谓服中药1剂后，热退至37.5℃，夜凉安睡。尽剂，热退纳可，二便自调，咽喉红肿（＋），脓点消失。再处1剂善后。

[曾沛森.白虎加苍术汤为主治小儿高热.新中医，1993（3）：38.]

四、湿热蕴毒

1. 临床表现

发热口渴，小便黄赤，身目发黄，脘腹胀满，呕吐，头晕胀，咽喉肿痛或颐肿，苔黄腻，脉滑数。

2. 病机分析

热伤津故发热口渴，小便黄赤；湿热交蒸，胆汁外溢故身目发黄；气阻故脘腹胀满，呕吐，头晕胀；热毒上壅故咽喉肿痛或颐肿；苔黄腻，脉滑数为湿热内蕴。

3. 治法

清热化湿解毒。

4. 方药

甘露消毒丹（《温热经纬》）

藿香　绵茵陈　黄芩　连翘　薄荷　石菖蒲　蔻仁　川贝母　射干　滑石　木通

原作散剂或丸剂服，现可水煎服。方中滑石、茵陈、木通清热利湿；黄芩、连翘、薄荷清热透邪，兼能解毒；藿香、蔻仁、菖蒲芳香化湿；射干、贝母解毒利咽，消肿散结。本方芳香化湿、苦辛燥湿清热、淡渗利湿共用，使湿热分解并从上下分消。

5. 临证运用

恶心呕吐，加姜汁、竹茹、半夏和胃阵逆止呕；口渴、心烦重，加栀子、竹叶、芦根清热生津除烦；外发白痦，加竹叶、薏仁透泄湿热。本方又名普济解毒丹，王孟英谓之为治疗湿温时疫、邪在气分的主方。

实训医案75

江某，男，26岁。

初诊：1978年9月2日。患者1月前因寒战高烧，相对脉缓，白细胞减少，腹胀，脾脏肿大入院。检查：白细胞总数$2.5 \times 10^9/L$，中性粒细胞0.7，淋巴细胞0.28，肥达氏反应"H"1∶310，"O"1∶310。诊为"肠伤寒"。出院1周后因过食鸡肉、甲鱼遂致"肠伤寒食复证"。午后体温38℃，项背部畏寒，身热不扬，日晡为甚，胸闷少汗，少腹隐隐作痛，大便色如黄酱，尿黄浊，渴不多饮，舌苔白腻厚浊，舌根部尤甚，脉濡缓。每天嗜睡12小时以上，头目昏蒙。

诊断：湿温，湿热蕴毒（肠伤寒）。

分析与辨证：《素问·热论》"病热少愈，食肉则复，多食则遗。"此湿温因食复发热，症见身热不扬，口渴尿赤，舌苔白腻厚浊。为湿热蕴酿，滞于肠道。

治法：清热化湿解毒。

方药：白蔻仁6g，薄荷6g（后下），连翘12g，射干10g，藿香12g，木通6g，川贝母6g，石菖蒲6g，淡子芩15g，绵茵陈35g，飞滑石15g（包煎）。

连服14剂后嗜睡减少，大便转爽，胃纳转馨，日晡低热止。

用药分析：本证符合甘露消毒丹证之特点。湿热病不仅应重治疗，更应重护理。

二诊：再以上方加枳实、穿心莲、制大黄，飞滑石改用六一散 12 克。前后服汤剂 1 个月，诸症均除。

［苏云放．甘露消毒丹（汤）的临床应用．浙江中医学院学报，1994，18（2）：25 – 26.］

五、暑湿积滞，郁结肠道

1. 临床表现

身热稽留，胸腹灼热，呕恶，便溏不爽，色黄如酱，苔黄垢腻，脉滑数。

2. 病机分析

本证暑湿郁蒸气分，困阻中焦，与积滞互结，阻滞肠道。暑湿郁蒸，故见身热稽留；湿热交阻于肠道，传导失司，气机不畅，故见大便溏而不爽，色黄如酱；暑湿、积滞蕴结于里，则胸腹灼热；胃气不降，浊气上逆，则恶心呕吐；舌苔黄而垢腻，脉滑数，均为里有暑湿积滞之象。

3. 治法

导滞通下，清热化湿。

4. 方药

枳实导滞汤（《通俗伤寒论》）。

枳实　生大黄（酒洗）　山楂　槟榔　川朴　川连　六神曲　连翘　紫草　木通　甘草

本证属暑湿与积滞胶结于肠道，非通导不能祛其积滞，非清化不能解其暑湿。故用枳实导滞汤苦辛通降，清热化湿，消导积滞。方中大黄、枳实、厚朴、槟榔推荡积滞，通腑泄热；山楂、六神曲消导化滞和中；黄连、连翘、紫草清热解毒；木通利湿清热；甘草调和诸药。

5. 临证运用

注意本证与伤寒燥热结于肠的鉴别。伤寒邪热在里，灼烁津液，下之宜猛、峻；大便溏为邪已尽，不可再下。本证湿热内搏，下之宜轻、缓；大便溏为邪未尽，必大便硬，慎不可再攻也。本证与宣清导浊汤证不同，前者热多湿少，后者湿多热轻。

实训医案 76

许某，男，60 岁。

初诊：1983 年 1 月 10 日就诊。1 月前患感冒，经服解热类西药，其头痛、身困重等症减轻，但逐渐出现嗜睡，无论是正在进食或交谈或干家务时，只要睡意袭来即不可抑制，睡时可唤醒，或睡数十分钟或数小时自醒，醒后可继续做事。曾在本市某医院神经内科按"发作性睡病"以西药治之而无效，故介绍其服中药治疗。刻诊：嗜睡同前，伴乏力身困，脘痞腹胀，口苦纳呆，口角糜烂，矢气臭秽，舌红苔黄腻，脉弦滑。

诊断：嗜睡；湿热积滞，郁结肠道（发作性睡病）。

分析与辨证：素蕴痰湿之人，易患嗜睡之症，以阳主动阴主静故也。痰热与积滞交阻中脘，浊气上逆；清阳不升，神明失用。该患者形体肥胖，平时睡眠中鼾声颇重，此次感冒发热后睡眠明显增多，系邪热未解内传入胃，与素有之痰湿、食积相接，蒙闭清阳所致。

治法：化痰清热开窍，消积和胃降浊。

方药：枳实18g，大黄9g，黄芩10g，黄连6g，茯苓15g，泽泻15g，槟榔12g，石菖蒲15g，麦芽20g，神曲20g，白术12g，荷叶6g。

日1剂，水煎服。药后泻下大便甚多，痞胀、口苦大减，睡眠较前少。原方减大黄为6g，继服3剂，嗜睡基本消失，唯感身困乏力，时有呵欠，苔薄腻略黄，脉弦缓，改用健脾汤加减，7剂后诸症失而病愈。随访半年无复发。

用药分析：大黄、枳实、槟榔推荡积滞，通腑泄热；麦芽、神曲消导化滞和中；黄连、黄芩清热解毒；泽泻利湿清热；茯苓、白术健脾化湿；石菖蒲、荷叶芳香化湿开窍。全方清热化痰，和胃导滞。

[张海深．枳实导滞汤的临床活用．河南中医，2001，21（1）：67-68．]

六、暑湿郁阻少阳

1. 临床表现

寒热似疟，口渴心烦，脘痞，午后身热较甚，入暮尤剧，天明得汗诸症稍减，胸腹灼热不除，苔黄白而腻，脉弦数。

2. 病机分析

暑热夹湿郁阻少阳，阻于少阳，枢机不利，故寒热往来如疟、脉弦数；暑热上蒸则口渴、心烦；暑湿内阻则脘痞、苔腻；湿为阴邪，旺于阴分，邪正于午后暮夜相争剧烈，故身热增高；天明阳气渐旺，机体气机伸展，腠理开泄得以出汗，故诸症减轻；但邪未能尽解，故胸腹灼热不除。

3. 治法

清泄少阳，分消湿热。

4. 方药

蒿芩清胆汤（《通俗伤寒论》）

青蒿　黄芩　淡竹茹　仙半夏　枳壳　陈皮　赤苓　碧玉散

青蒿芳香清透，黄芩苦寒泄降，两药合用以清泄少阳暑热，疏利气机；陈皮、半夏、竹茹、枳壳辛开湿郁，和胃降逆化痰；赤苓、碧玉散清暑热，渗利湿邪。

5. 临证运用

若暑热较重者可加栀子、荷叶等；若湿渐重可加白蔻仁、薏苡仁、通草等。

实训医案77

孔某，女，26岁。

初诊：1979年5月18日上午8时入院，住院号9057。患者5月15日开始发病，每于怕冷寒战10分钟后继之高热，持续2~3小时，微汗出热稍退，继而反复发作，每日发作数次。17日在省某医院验血找到疟原虫，因停经45天，不能使用奎宁，转我院中药治疗。询其口干渴喜热饮，全身酸痛困重，胸闷呕恶，大便稀薄，小便清长。查体温38℃。舌体胖，质暗红，苔黄厚腻，脉寸关弦数，两尺滑。血液化验：白细胞总数 $12.8 \times 10^9/L$，中性粒细胞0.78，淋巴细胞0.22，查到疟原虫。尿常规：白细胞（＋＋＋），脓球（＋＋），妊娠免疫试验阳性。

诊断：疟疾，湿热郁阻少阳（疟疾、尿路感染、妊娠）。

分析与辨证：江南患疟多因湿热，见于夏秋，患者发热如虐，口干渴喜热饮，全身酸痛困重，胸闷呕恶，大便稀薄，小便清长，苔黄厚腻，脉寸关弦数，两尺滑。为湿热弥漫三焦，热重于湿。

治法：清宣郁热，兼以利湿。

方药：青蒿15g，条芩15g，生石膏30g，竹茹9g，法半夏9g，陈皮9g，枳壳9g，草果9g，碧玉散10g。

当天寒热仍作，晚上8时体温达40℃，至12时降至38.2℃。次日寒热未作，体温37.1℃~37.7℃。入院第3天起体温一直正常。上方服4剂后改用竹叶石膏汤、益胃汤益气和胃，兼清热生津。患者因原有下肢肌肉萎缩，继续住院治疗至7月2日出院。住院期间未再发热，化验多次均未查到疟原虫。

用药分析：王孟英云："风寒之疟可以升散，暑湿之疟必须清解。"刘氏每以蒿芩清胆汤加草果清胆利湿截疟，热甚者加石膏。一般服药1~2剂后疟不再作。

[刘义生．也谈蒿芩清胆汤的临床应用．江西中医药，1983（6）：30.]

七、暑湿弥漫三焦

1. 临床表现

发热汗出口渴，面赤，耳聋，胸闷咳喘，痰中带血，脘痞腹胀，下利稀水，小便短赤，舌红苔黄滑，脉滑数。

2. 病机分析

此证属热重于湿之证。发热汗出口渴，面赤为热邪伤津；热多湿少，热蒸湿邪，浊邪害清，清窍不利故耳聋；胸闷咳喘，痰中带血为热损肺络，宣降失调；脘痞腹胀为湿阻于中焦，气机失降；下利稀水，小便短赤为热与湿蕴结下焦，泌别失职；舌红苔黄滑，脉滑数为湿热内蕴。

3. 治法

清热化湿，通利三焦。

4. 方药

三石汤（《温病条辨》）

生石膏　竹茹（炒）　寒水石　飞滑石　白通草　杏仁　银花（露更妙）　金汁（冲）

生石膏、竹茹（炒）清中上焦之热；寒水石清中下焦之热；飞滑石清利下焦湿热；白通草清利下焦之湿，宣肺；杏仁宣降肺气，气化湿化；银花、金汁涤暑解毒。

5. 临证运用

上焦见症明显加黄芩、连翘、瓜蒌皮等以清泄上焦之热；中焦见症明显加黄连、厚朴、蔻仁等理气和中泄热；下焦见症明显加苡仁、茯苓、车前子等清利湿热。

实训医案 78

王某，男，8 岁。

初诊：2003 年 6 月 30 日就诊。患儿从 3 岁起手足心热，夏季尤甚，每每需用冰敷方能入睡，且平素大便干、汗多。患儿已经过多家诊治，效不显。

诊断：汗证，暑湿充斥三焦。

分析与辨证：患儿素体属热，于夏季则内外之热邪充斥三焦，故出现此证。

治法：清热退暑利窍，兼清肺胃大肠。

方药：石膏 30g，滑石 30g，寒水石 30g，金银花 15g，香薷 6g，黄连 5g，灯心草 6g，杏仁 6g，白薇 15g，地骨皮 15g，青黛 12g（另包）。予 6 剂，日 1 剂，煎服。

用药分析：应用三石汤加减。石膏、滑石、寒水石清三焦之热；金银花、青黛、黄连清热解毒；香薷、杏仁开肺气化湿；灯心草清热利尿；病久阴伤，白薇、地骨皮退虚热。

二诊：2003 年 7 月 6 日再诊，诉手足心热减轻，但仍需用冰敷方能入睡，大便软，汗减。上方去香薷、灯心草、白薇、地骨皮，加水牛角 15g，生地 12g，鳖甲 10g。予 8 剂，日 1 剂，煎服。

三诊：2003 年 7 月 14 日。患儿上述症状基本消失。上方减生地为 6g，继服 5 剂。

［孙香娟，张玲，余姝娅．常克主任中医师运用三石汤经验评析．
中医药学刊，2004，22（10）：1792．］

八、暑湿伤气

1. 临床表现

身热，自汗，心烦，口渴，胸闷，气短，四肢困倦，神疲乏力，小便短赤，大便溏薄，舌苔腻，脉大无力或濡滑而数。

2. 病机分析

暑湿内蕴，热迫津液外泄，故见身热自汗；暑热扰心，损伤津液，故心烦，口渴；暑湿困阻气机，伤及中气，故见胸闷、气短、四肢困倦，神疲乏力；暑热下迫，小便短赤；暑湿内阻，大便溏薄；舌苔腻、脉大无力或濡滑而数属暑湿内困之征。

3. 治法

清暑化湿，益气和中。

4. 方药

东垣清暑益气汤（《脾胃论》）

黄芪　苍术　炒党参　升麻　橘皮　炒白术　泽泻　黄柏　麦门冬　青皮　葛根　当归身　六神曲　五味子　炙甘草

本方用人参、黄芪、炙甘草益气固表，扶正敛汗；苍、白术健脾燥湿，配泽泻利水渗湿；麦冬、五味子保肺生津，黄柏泻火存阴，当归养阴血；升麻、葛根升举清气；

青、陈皮理气和中，六神曲和胃消食，在清化暑湿的同时，又能助运和中、补益气阴。

5. 临证运用

暑湿尚盛者，加重清化暑湿之品；如气虚较甚，则当重用补气之品。

实训医案 79

仲某，男，35 岁。

初诊：2004 年 10 月 15 日。该患者每于长夏季节溏泻不爽，苦不堪言，现已逾十余载。自诉逢夏秋之交，天气渐凉时大便次数即增多，每日 3～4 次以上，质稀不成形，倦怠懒言，精神不振，不思饮食，性欲低下，天稍热则大汗不止，舌质淡红，苔白微腻，脉细。

诊断：泄泻，暑湿伤气（腹泻）。

分析与辨证：长夏是湿令盛行季节，天暑下迫，地湿上腾，人所感受之邪，暑湿每多兼夹，故叶天士《幼科要略》有"暑必兼湿"之语。湿为阴邪，若暑湿兼感，则病机复杂，并非一派阳热之象矣。且夏日人身之阳以汗而外泄，人身之阴以热而内耗，阴阳两有不足，不如冬令之封藏固密，故可见虚象。该患者脾胃之气本不足，复感受长夏暑湿之邪致湿热内蕴，故成气虚湿热证。辨证为脾胃气虚，夹有湿热。

治法：培元益气，清暑化湿。

方药：炙黄芪 6g，当归 6g，苍白术各 10g，猪茯苓各 15g，黄柏 10g，泽泻 10g，党参 9g，麦冬 10g，五味子 6g，神曲 10g，青陈皮各 6g，赤白芍各 10g，山萸肉 9g，仙鹤草 30g，功劳叶 15g，葛根 10g，益智仁 9g，枸杞子 10g。14 剂。

用药分析：李东垣之清暑益气汤正为劳逸失节、脾胃气虚之人感受暑湿之邪，耗气伤津而设。本方以参、芪、术、归补脾胃、益气血，合生脉散养阴生津为基础；再加苍术、青皮、陈皮、神曲以燥中焦之湿；黄柏、泽泻、猪苓、茯苓泻下焦之火；葛根升发脾胃之清阳；仙鹤草、功劳叶补气而不上火；益智仁、枸杞子暖肾生精。全方共奏培元益气、清暑化湿之功。药味虽广而立意周密，遂能数剂起效。

二诊：2004 年 10 月 30 日复诊，溏泻症状已明显好转，大便每日 1～2 次，基本成形，倦怠、纳呆等症亦改善，但心烦、寐差。于上方加炒栀子 10g，炒枣仁 15g，清心除烦安神。此后随访，病情稳定，已无所苦。

［李春颖，李光善．姜良铎教授巧用东垣清暑益气汤举隅．北京中医药大学学报（中医临床版），2005，12（4）：42－43.］

九、湿热酿痰，蒙闭心包

1. 临床表现

身热不退，神识昏蒙，时清时昧，似清似昧，脘痞腹胀，舌红苔黄腻，脉濡滑数。

2. 病机分析

身热不退为热蕴湿中，湿热蒸蕴，热蒸湿动；神识昏蒙，时清时昧，似清似昧，为气分湿热酿痰蒸成痰浊，蒙闭清窍；湿热中阻，升降失调故脘痞腹胀；舌红苔黄腻，脉濡滑数为湿热内阻。

3. 治法

清利湿热，豁痰开窍。

4. 方药

菖蒲郁金汤送服苏合香丸或至宝丹

菖蒲郁金汤（《温病全书》）

鲜石菖蒲　广郁金　炒山栀　青连翘　细木通　鲜竹叶　粉丹皮　淡竹沥　灯心　紫金片（即玉枢丹）　滑石　菊花　牛蒡子

菖蒲郁金汤药用菖蒲、郁金、竹沥、玉枢丹（山慈菇、续随子、千金子霜、红芽大戟、文蛤、麝香）芳香辟秽，豁痰化浊；辅以连翘、鲜竹叶、山栀、丹皮轻清宣透湿中之热；木通、灯心导湿热下行。方中药物多用鲜、青者，乃取其鲜活灵动之性，以利湿热痰浊之化解。湿偏盛者，送服苏合香丸；热已盛者，送服至宝丹，增强化浊开窍之力。

苏合香丸（《太平惠民和剂局方》）

白术　青木香　水牛角　香附　朱砂　诃黎勒　檀香　安息香　沉香　麝香　丁香　荜茇　龙脑　苏合香油　熏陆香

至宝丹（《太平惠民和剂局方》）

水牛角　朱砂　雄黄　生玳瑁　琥珀　麝香　龙脑　金箔　银箔　牛黄　安息香

5. 临证运用

若热偏重，送服至宝丹增强清热化痰之力；若痰浊重，服苏合香丸增强化浊通窍之力。

实训医案80

杨某，男，38岁。

初诊：1971年7月6日入院。身热40℃，今天突陷昏迷，头汗如淋，四肢瘛疭，呼吸喘促，两目对光反射迟钝，瞳孔散大，角膜呈混浊，舌苔黄燥，质淡红，脉象细数。

诊断：神昏，湿热蒙闭心包（昏迷）。

分析与辨证：暑热夹秽之邪，蒙闭心包，肺失清肃，肝风煽动。

治法：急拟清暑宣肺，开窍息风。

方药：鲜竹沥60g，石菖蒲9g，郁金6g，川贝母6g，扁豆花12g，六一散9g（包），麦冬6g，远志4.5g，鲜芦根30g，银花18g。人参至宝丹1颗。上药浓煎，分2次鼻饲。

本例入院后，虽行腰穿、血象等检查，但原因未明，除应用抗生素、脱水剂等西药外，并进如上所拟中药。于治疗第3天后，至宝丹改为每日2颗，汤剂依上方加减。至治疗第6天始神志略清，身热减轻。后因肺部感染霉菌，身热又升，自动转上海治疗而无效。

用药分析：应用菖蒲郁金汤加减清利湿热，芳香辟秽开窍；六一散清热利湿；加服人参至宝丹豁痰开窍，益气固脱。

（《名家中医温病汇讲》）

本节小结

本节主要为湿热证中期证候，多见于湿温病、暑湿病、伏暑病的中期。湿温病病位以脾胃为中心，根据湿热比重可分为湿重于热、湿热并重和热重于湿，辨治关键在于判断湿与热的偏重与病变部位，治疗注意祛湿与清热药物的比例，以及与相关脏腑的关系。如湿热蕴毒可上壅咽喉，旁及肝胆，熏蒸肌肤，还要配合使用清热解毒药物；湿热酿痰可蒙闭心包，出现神志异常，注意涤痰开窍。暑湿病邪可导致暑湿病和伏暑，可见暑湿弥漫三焦，影响三焦气化功能；或暑湿夹滞，阻于肠道，亦可郁阻少阳。后期可出现暑湿伤气之虚实夹杂证。

第三节　营血分证治

【实训内容】

湿热性证候中营血分证的病机、临床表现及治法方药。

【实训要求】

1. 掌握各营血分证的辨证要点及相应的治法方药。
2. 了解各营血分证临床运用的注意事项。

【重点与疑难点】

1. 注意重点讲解临证中的思辨过程。
2. 注重症状鉴别和证候分析以提高学生的临床思维能力。
3. 注意在讲解各个类型的证治特点的同时，总结湿热性温病的发生发展规律。

【实训方法】

以教师讲解为主，适当配合录像资料，学生提问，教师答疑。

一、暑湿内陷心营

1. 临床表现
灼热烦躁，目合耳聋，神志不清，时有谵语或四肢抽搐，舌绛苔黄腻，脉滑数。

2. 病机分析
湿热化燥，由气入营，内陷心包。心神被痰热内闭，则神志不清，目合耳聋；湿热内蒸则灼热烦躁；湿热化燥伤阴，并见两厥阴同病，发痉发厥则时有谵语或四肢抽搐；热入营则舌绛，湿在气分则苔黄腻；湿热郁蒸生痰则脉滑，热盛则脉数。

3. 治法
清心开窍，泄热化湿。

4. 方药

清营汤合六一散，送服至宝丹。

清营汤（《温病条辨》）

犀角 生地 玄参 竹叶心 麦冬 丹参 黄连 银花 连翘（连心用）

本方为清透营分热邪之主方。方中犀角（水牛角代）咸寒，清解心营热毒；黄连苦寒，配合水牛角清热解毒，惟黄连苦燥，用量宜小；生地、麦冬、玄参甘寒配以咸寒，滋营阴，清营热；银花、连翘、竹叶性凉质轻，轻清透热，宣通气机，使营热外达，透出气分而解，此叶天士"入营犹可透热转气"之法；丹参清热凉血，活血化瘀，以防瘀热互结。诸药配合，共奏清营解毒，透热养阴之效。

六一散（《伤寒直格》）

滑石 甘草

六一散为清利暑湿的名方，其滑石味淡、性寒、质滑，淡能渗湿，寒可祛热，滑则利窍，使暑湿之邪从小便而出。

至宝丹（《温病条辨》）

犀角（镑） 朱砂（飞） 琥珀（研） 玳瑁（镑） 牛黄 麝香

至宝丹虽属凉开之剂，但宣通开窍之力较强，用于湿热蒙闭清窍者较为适宜。

5. 临证运用

本证热入心营，湿阻气分，用药不可过于寒凉，防止遏阻气机，碍湿难去。祛湿之药不可过重，慎苦温燥湿，多采用清利湿邪之品。

实训医案81

患者，男，68岁。

初诊：因夏天农忙过于劳累，后渐觉体倦，心前区轻度压迫感，无发热恶寒，饮食二便调。某医院诊断为"轻度主动脉瓣关闭不全"和"窦性心动过缓"（53次/分钟）。处方为参柏舒心胶囊（主要成分为丹参、黄柏、龙骨、牡蛎、沙参）和振源胶囊（主要成分为人参皂苷），嘱加强休息。服药2天后渐觉症状加重，且出现头晕，晨重暮轻，早上起床后要静坐十多分钟才能行走，心率降至50次/分钟。于2010年8月23日就诊，症见：面色淡黄，舌红苔腻微黄，脉濡迟。

诊断：眩晕，暑湿侵袭营分（主动脉瓣关闭不全；窦性心动过缓）。

分析与辨证：暑湿闭阻清窍则头晕；暑热内灼营阴则全身发热或五心发热；暑热扰神则心烦；湿邪闭阻胸阳则胸闷不适；湿邪阻滞气机则体倦肢困；舌绛苔黄腻，脉滑数为暑湿内袭营分之征；濡迟者在此不作阴脉，暑邪耗伤津气则脉道不充而软细，暑性发散则脉偏浮，合为濡脉，湿邪阻滞脉络，脉行不畅则脉迟。何廉臣说："其脉无力者，热主散漫，散漫则脉软，非比寒主收敛而脉紧也。"此型多见于老年体弱者，且有些病人曾被某些医院诊断为冠心病或窦性心动过缓却治疗效果不明显，可按此论治。

治法：清营透络，涤暑化湿。

方药：生地黄15g，金银花10g，连翘12g，玄参15g，川黄连10g，竹叶15g，青蒿10g（后下），鳖甲20g（先煎），知母10g，牡丹皮6g，滑石30g，荷叶10g，太子参

10g，甘草6g。

3剂，水煎服，每日1剂。外用鲜大青叶加少量盐共捣烂敷手足心30分钟，每天1次。

用药分析：清营汤、青蒿鳖甲汤、六一散三方合一以清营透络，涤暑化湿。

二诊：8月27日。头晕体倦减轻，心前区压迫感消失，双脚心微微发热，外敷药后手脚皮肤出现紫黑色斑块，压不退色，苔变薄，心率55次/分钟。

方药：青蒿10g后下，鳖甲20g先煎，知母10g，牡丹皮6g，白薇15g，地骨皮15g，荷叶15g，太子参15g。

5剂，每日1剂。外用鲜大青叶加少量盐共捣烂敷足心30分钟，每天1次。后告知病愈如常。

［许成辉．张铁文从暑湿论治头晕．中国民间疗法，2011，19（4）：10-11.］

二、热闭心包，郁阻血脉

1. 临床表现

身热夜甚，神昏谵语，口干而漱水不欲咽，斑疹逐渐增多、扩大，斑色青紫，舌深绛或紫暗。

2. 病机分析

此为血分瘀热闭塞心包，阻滞血络之候。邪热深入营血分则身热夜甚；迫血妄行，则见皮肤黏膜出血而斑点进行性扩大，斑色青紫则为瘀血之征；瘀热阻滞心包络，故神昏谵语；口干漱水不欲咽、舌深绛或紫暗等，均为瘀血阻滞脉络的征象。

本证与一般的的热闭心包证临床表现相似，但本证由于有瘀血与邪热互结而闭塞于心包，所以还有斑疹及口干而漱水不欲咽、舌深绛或紫暗等瘀血见症。

3. 治法

凉血化瘀，开窍通络。

4. 方药

犀地清络饮（《通俗伤寒论》）

犀角（用水牛角代）　粉丹皮　青连翘（带心）　淡竹沥（和匀）　鲜生地　生赤芍　原桃仁（去皮）　生姜汁（同冲）

先用鲜茅根、灯心煎汤代水；煎上药后，鲜石菖蒲汁冲服。

何秀山在《重订通俗伤寒论》中说："热陷包络神昏，非痰迷心窍，即瘀塞心孔，必用轻清灵通之品，始能开窍而透络。"本方轻清透络，通瘀泄热。方中用犀角地黄汤加桃仁以凉血化瘀，滋阴通络；用连翘、灯心清心泄热；用菖蒲、竹沥、生姜三汁以涤痰开窍。全方合用，共奏凉血清心、化瘀通络之效。若瘀热阻滞心包络，神昏谵语明显者，可配合犀珀至宝丹以增强清心化瘀开窍之力。

5. 临证运用

临床若见神昏谵语较明显，可加用安宫牛黄丸或紫雪丹，也可用清开灵注射液或醒脑静注射液加入静脉补液中点滴。

实训医案 82

李某，男，19 岁。

初诊：1965 年 8 月 14 日就诊。患者 3 天前在酷日下劳动，晚即壮热头痛，汗出淋漓，口渴引饮，当地药农给草药 1 帖（药物不详），其热持续不解，小便极少，延至次日晚，复神志不清，今晨口鼻出血。见其面赤肢厥，答非所问，胸、背、颈部出现红紫斑点，体温 40.2℃，身热如燔，尺肤如灼，脉细微数，舌质绛干。

诊断：暑温，热闭心包（出血原因待查）。

分析与辨证：此证为暑邪内陷心包，劫夺血分，阳邪鸱张，真阴欲竭，由于营血被灼，脉络壅滞，血行受阻而奔溃脉外。

治法：急投凉血散血，清心开窍。

方药：水牛角 100g，生地 30g，麦冬 30g，丹皮 10g，赤芍 10g，桃仁 10g，淡竹叶 10g，菖蒲 10g，郁金 10g，紫草 10g，茅根 50g，灯心 5 寸。

日进 2 剂。服药前先服童便 1 杯，灌下紫雪丹 1 支。

用药分析：宗叶氏"入血就恐耗血动血，直须凉血散血"之旨，主以余氏犀地清络饮加减。取犀角地黄汤合桃仁、紫草、茅根凉血止血，去瘀生新；加竹叶、麦冬清上焦之热，滋水之上源；加菖蒲、郁金、灯心清心开窍，以行瘀滞；取童便、紫雪丹止血活血，清热开窍，以防药迟生变。络脉通畅，血能归经，阴液得复，邪火自息，热降而神清矣。后以生脉散加味，补益气阴，凉血活血，以清余热，而安营血。

二诊：次日血止神清，热亦解，体温 37.6℃，斑疹稀疏，渴、汗俱减，小便短赤，脉细数，舌红无苔，更与生脉散加味。

方药：太子参 30g，麦冬 30g，茅根 30g，五味子 6g，石斛 20g，淡竹叶 10g，天花粉 10g，丹参 15g，益元散 20g。

每日 1 剂，4 剂告愈。

[洪中孝. 危重出血治验二则. 安徽中医学院学报，1985（2）：46.]

三、湿热化燥，伤络便血

1. 临床表现

灼热烦躁，骤然腹痛，便下鲜血。腻苔剥脱，或转黑燥，舌质红绛，脉细数。

2. 病机分析

本证为湿邪化燥化火，深入营血，灼伤肠络而致的下血证，故以便下鲜血为辨证要点。热入营血，故有灼热烦躁，舌红绛，脉细数；热伤肠络，故见骤然腹痛，便下鲜血；伤血伤阴，故见腻苔剥脱，或黑燥。

3. 治法

清火解毒，凉血止血。

4. 方药

犀角地黄汤合黄连解毒汤。

犀角地黄汤（见温热类温病证治）

本方以犀角清热凉血解毒，用水牛角代，但量酌增；生地清解血中热毒，滋阴生津；芍药选赤芍为宜，侧重清热凉血散血，若阴伤重则用白芍；丹皮凉血泻火。四药合用，凉血散血，养阴清热。

黄连解毒汤（《外台秘要》）

黄连　黄柏　黄芩　栀子

黄连、黄柏、黄芩、栀子清热泻火解毒。

5. 临证运用

若热势重，加大青叶、知母、栀子增强清热解毒；斑色紫赤，加大青叶、玄参、丹参、紫草增强凉血解毒化瘀；若躁扰神昏谵妄者，可用本方加服安宫牛黄丸清心凉营开窍。

实训医案 83

李某，女，16 岁。

初诊：1998 年 12 月 16 日。患银屑病 3 年加重 1 月。3 年前患寻常型银屑病，病情时轻时重，尤以冬天加重。此次秋天吃鱼虾后即发小脓疱，散在四肢，服药后 2～3 周逐渐消失，吃烧烤后即加重，全身出现小脓点，伴关节肿痛，脓疱逐渐融合成片，发热38.9℃，口渴，入某院，治疗 1 周效不佳，发热不退，即来我院治疗。患者有家族史。全身皮下大量脓疱，延及头面、四肢，病人烦渴引饮，小便黄少，大便干燥，关节肿痛灼热，舌苔黄，质红，脉滑数。

诊断：白疕，热毒炽盛（银屑病脓疱型合并关节型）。

分析与辨证：热毒炽盛，肉腐为脓，脓毒不泄，流溢四肢，侵犯关节而成。

治法：清热凉血，解毒消肿。

方药：水牛角粉 30g（先煎），丹皮 15g，赤芍 15g，生地 30g，黄芩 15g，黄连 15g，炒栀子 15g，生大黄 10g，豨莶草 30g，海桐皮 15g，老鹳草 15g，银花藤 30g，山药 30g，生石膏 30g，甘草 6g。

6 剂，外用三黄散煎水 10% 浓度湿敷，一日 3 次。服药 6 剂后，患者体温下降为37.2℃，脓疮面积缩小，关节红肿减轻，大便已通，口渴仍思饮，纳少，舌苔黄，质红，脉数。

用药分析：犀角地黄汤合黄连解毒汤清热凉血，解毒消肿；石膏、大黄之用意在从阳明泄营血邪热之源。

二诊：上方药证合拍，加鸡内金 15g，去生大黄，再进 6 剂。外用药同上。服药 2周后，患者体温正常，皮下脓液已逐渐吸收结痂，未见新脓点出现，关节已不红而微肿，口仍干，纳增，舌苔薄，质红，脉细。守上方去黄连加花粉 30g，女贞子 30g。外用药同上。患者前后加减服药 4 周，脓液消失，后改为二至丸合当归饮子 1 月余，痂壳全部剪除，未见新皮损出现。巩固 1 月出院回家，回家继续服药 3 月。告诉其注意戒口及发物，随访至今未发。

（艾儒棣．犀角地黄汤加减治疗血热证银屑病之我见．
中华中医药学会皮肤科分会第五次学术年会，2008：35－36.）

本节小结

本节为湿热证及其变证，病程阶段涉及气、营、血阶段，病情较重。热邪深入于营血分，湿邪仍阻滞于气分，故治疗时需要清泄营血分邪热及清利气分之湿。暑湿内陷心营，为湿热化燥，由气入营，内陷心包，为两厥阴同病，症见发痉发厥，时有谵语或四肢抽搐，病情较重。血分瘀热闭塞心包，阻滞血络可见神志异常与斑疹。湿热化燥，伤络便血可见便下鲜血。治疗时还要根据窍闭、出血等情况使用开窍药与凉血散血药。

第四节　后期证治

【实训内容】

湿热性证候中后期各证的病机、临床表现及治法方药。

【实训要求】

1. 掌握后期各证的辨证要点及相应的治法方药。
2. 了解后期各证临床运用的注意事项。

【重点与疑难点】

1. 注意重点讲解临证中的思辨过程。
2. 注重症状鉴别和证候分析，以提高学生的临床思维能力。
3. 注意在讲解各个类型的证治特点的同时，总结湿热性温病的发生发展规律。

【实训方法】

以教师讲解为主，学生提问，教师答疑。

一、肾虚失固

1. 临床表现

小便频数量多，甚至遗尿，口渴引饮，腰膝酸软，头晕耳鸣，舌淡，脉沉弱。

2. 病机分析

此证为邪热已退而肾气大伤。肾不固摄，膀胱失约，故小便频数量多，甚至遗尿；肾阳虚弱，气化失司，津液不能上承，故口渴引饮；腰为肾之府，肾又主骨，肾气亏虚，故腰酸肢软；肾气不足，不能上奉脑髓及清窍，故头晕、耳鸣；舌淡、脉虚弱也为肾虚之象。

3. 治法

温阳化气，益肾缩尿。

4. 方药

右归丸合缩泉丸

右归丸（《景岳全书》）

熟地　山药　山茱萸　枸杞　鹿角胶　菟丝子　杜仲　当归　肉桂　制附子

右归丸为《金匮》肾气丸去茯苓、泽泻、丹皮，加鹿角胶、菟丝子、当归而成，功专于补肾气、滋肾阴、温肾阳。

缩泉丸（《妇人良方》）

乌药　益智仁　山药

缩泉丸可固肾缩尿，配合右归丸治暑邪伤肾，肾气不固，肾阳虚而不能司气化之职所发生的尿频、尿量过多之症。

5. 临证运用

阳虚甚可适当加重附子、肉桂用量；若大便溏薄则去当归。

实训医案 84

张某，男，14 岁。

初诊：1998 年 12 月 5 日。遗尿 13 年，近年来，每夜于睡眠中尿床，曾在外科检查无阳性体征，反复服用中西药及针灸等治疗无效。现每夜尿床一二次，形寒，易感冒，四肢稍凉，怕风，喜暖。望诊：发育正常，神志清楚。舌质、舌苔均无异常，脉左右略沉，右尺稍弱。

诊断：遗尿，肾阳亏虚（遗尿）。

分析与辨证：辨证为肾经虚寒，膀胱开阖失司。肾主蛰，为封藏之本，与膀胱相表里，主水。尿为津液之余，膀胱受肾气所司而开阖有节，肾阳虚则阴气盛，膀胱亦因之虚冷。人体于夜间则阳虚阴胜，阳虚不能制阴，以致阴气独发而膀胱失约，水下不禁而遗尿。

治法：温补肾阳，固摄下元。

方药：熟地 20g，桑螵蛸 10g，制附片 6g，肉桂 4g，淫羊藿 10g，益智仁 8g，台乌 10g，覆盆子 10g，川断 10g，锁阳 10g，桑寄生 20g，鸡内金 10g，白术 6g，薏苡仁 20g。上方共服 68 剂而愈，随访至今无复发。

用药分析：须温补肾阳才能制阴；阴平阳秘，乃能封藏、蛰固、约束膀胱而止遗尿。根据《内经》"善治阳者，阴中求阳"的理论，在以熟地温补肾中阴血的基础上，又用附、桂、淫羊藿大补肾阳；川断、桑寄生、锁阳、益智仁固摄下元。此外，患者已遗尿 13 年，故兼用桑螵蛸、覆盆子、台乌温补肾、膀胱之气，又能收摄缩尿；鸡内金入膀胱，固膀胱之气，止遗尿，加之引经以助疗效；白术、薏苡仁除湿。故本方标本兼治而共奏良效。

［杨廷安. 桂附地黄丸合缩泉丸加减治疗顽固性遗尿例析. 实用中医内科杂志，2002，16（3）：158.］

二、余湿留恋

1. 临床表现

身热已退，或有低热，脘中微闷，知饥不食。苔薄腻，脉象濡弱或缓。

2. 病机分析

此为湿热病气分后期，邪热渐衰，余湿未尽的证候。邪热已退，故不发热；余湿未尽，胃气不舒，脾气未醒，则脘中微闷，知饥不食；苔薄腻，脉象濡弱或缓，乃余湿未尽之象。

3. 治法

轻宣芳化，淡渗余湿。

4. 方药

薛氏五叶芦根汤（《湿热病篇》）

藿香叶　鲜荷叶　枇杷叶　佩兰叶　薄荷叶　芦根　冬瓜仁

方中藿香叶、佩兰叶、鲜荷叶、薄荷叶、枇杷叶芳香化浊，轻清宣透，醒脾舒胃以畅中；芦根、冬瓜仁配五叶宣畅气机，还可清利余湿。

5. 临证运用

邪气已衰，不宜重剂克伐，以免再伤中焦之气。薛生白："此湿热已解，余邪蒙闭清阳，胃气不舒，宜用极轻清之品，以宣上焦阳气。若投味重之剂，是与病情不相涉矣。"如症见低热，头目昏胀不清，口渴或咳，舌红苔薄腻，药用清络饮（《温病条辨》）加陈皮、砂仁等理气和中。

实训医案85

杨某，男，37 岁。

初诊：1985 年 9 月 16 日。患者午后身热渐增 8 天，汗出热不退，口苦而干，纳呆便秘，舌质红，苔黄腻，脉缓。于 9 月 9 日入院。化验报告：白细胞总数 5.1×10^9/L，中性粒细胞 0.624，淋巴细胞 0.376。血肥达氏反应"O"1:320（阳性），"H"1:320（阳性）。经氯霉素片（0.25g，每日 4 次）及中药王氏连朴饮化裁治疗 1 周，热退身凉，但觉头昏身倦，脘中微闷，不思饮食，大便不爽，舌红，苔黄腻，脉濡。

诊断：湿温，余邪留滞（伤寒）。

分析与辨证：湿热病后期，此湿热已解，余邪蒙闭清阳，胃气不舒。病在上、中焦气分可知。

治法：宣气醒胃，清利湿热。

方药：藿香叶 5g，荷叶 5g，枇杷叶 5g，佩兰叶 5g，薄荷叶 5g，扁豆衣 5g，芦根 12g，生薏苡仁 12g，冬瓜仁 6g。

3 剂。加水适量，稍微浸泡，轻煎（以下煎法同）。续服氯霉素片。服药后，身倦头昏明显减轻，胃脘不闷，知饥但纳食不馨，苔脉如前。前方续进 3 剂，并嘱饮食宜清淡无渣，勿饱食，忌油腻。药后无不适主诉而出院。后门诊随访血肥达氏反应正常。

用药分析：叶天士告诫：炉烟虽熄，灰中有火。故忌投浓浊腻滞之品，恐反生变证。治疗上须特别注意用轻清灵动之品，同时勿忘鼓动中焦之气。本方用五叶极轻清之品以宣上焦阳气，芳香醒胃；佐以芦根、冬瓜仁以清利湿热余邪；另加扁豆衣、生苡仁加强该方调理脾胃之功。诸药合用，则正气宣布、邪气潜消而窒滞得通，因而收功。

[徐天景. 薛氏五叶芦根汤临床运用体会. 上海中医药报，2004 - 6 - 4（6）.]

三、余邪留扰，气阴两伤

1. 临床表现

身热已退或有低热，口渴唇燥，神思不清，倦语，不思饮食，舌红苔少，脉虚数。

2. 病机分析

此为温病后肺胃气液两虚的证治。多因湿热病历经发汗、清里、攻下等治法，病势已退，是为病后恢复之际。神思不清，语言倦懒，是元气大伤，气虚未复之象；不思饮食，是胃气弱而胃阴亦伤之征；唇齿干燥，胃阴耗伤；溺数，为肺阴不足而肺气不能通调使然。

3. 治法

清泄余热，扶中益虚。

4. 方药

薛氏参麦汤（《湿热病篇》）

人参　麦冬　石斛　木瓜　生甘草　生谷芽　鲜莲子

本方出自薛生白《湿热病篇》第二十八条，方名为后人所加。王孟英谓："此为肺胃气液两虚之证，故宜清补，不但阴腻不可用，且与脾虚之宜于守补温运者亦异。"故方以人参、麦冬、石斛、甘草补元气而养胃津；木瓜、谷芽和胃化湿而醒脾胃；鲜莲子健脾养心。诸药甘平，补而不腻。故王旭高说："此生津和胃之法，清补元气，体气薄弱者最宜仿此。"

5. 临证运用

若有低热持续不退，并见心烦喜呕者，可改用竹叶石膏汤。

实训医案 86

孙某，男，56 岁。

初诊：2000 年 1 月就诊。患者每遇劳累则胸前疼痛，诊为"冠心病"7 年。近日劳累过度，气温下降，病情加重，胸痛次数增加，面色苍白，口唇紫暗，烦躁，汗出，手足湿冷，舌质暗淡、苔白干燥，脉沉细。

中医：胸痹，气阴两虚（冠心病）。

分析与辨证：证属气阴虚衰，络脉瘀阻。气虚不复生津，津亏胃气不苏。若"独神思不清，倦语，不思食，溺数，唇齿干"。

治法：急予益气养阴，通脉化瘀。

方药：红参 9g，赤芍 9g，菖蒲 9g，麦冬 10g，五味子 10g，川芎 6g。

服药 3 剂症状减轻，发作次数减少，手足转温，睡眠好。上方加减服用 20 剂而病情稳定，精神体力恢复。

用药分析：两补气阴，即以人参、麦冬、石斛、木瓜、生甘草、生谷芽、鲜莲子等味（薛氏参麦汤）益元神，补气阴。暑病若见"四肢困倦，精神减少，身热气高，心烦溺黄，口渴自汗，脉虚"，亦用此法，是证邪不甚而正气虚弱，津气两亏昭然。若暑伤津气，见"气短倦怠，口渴多汗，咳嗽"等症，急予生脉散保肺气，生津液，防止津气外越有喘脱之险。

[金淑琴. 《湿热病篇》生津滋阴法及临床应用. 陕西中医，2002，23（12）：1135-1136.]

四、余热未清

1. 临床表现

低热未除，头目不清，昏眩微胀，口渴不甚，舌淡红，苔薄腻，脉濡。

2. 病机分析

此为暑湿余邪未尽之证。暑湿余邪留滞气分，故仍见低热不解；暑湿余邪蒙扰清阳，故见头目不清，昏眩微胀；阴伤未复，故口虽渴而不甚；舌淡红、苔薄腻、脉濡为微有余湿，病变轻浅之象。

3. 治法

清化暑湿余邪。

4. 方药

清络饮（《温病条辨》）

鲜荷叶边 鲜银花 西瓜翠衣 丝瓜皮 鲜竹叶心 鲜扁豆花

方中鲜银花、西瓜翠衣、丝瓜皮清暑泄热，其中西瓜翠衣尚能生津止渴，并能导暑热由小便而去；鲜荷叶边、扁豆花清暑化湿；鲜竹叶心清心利水，令暑湿从下而泄。全方共奏清化暑湿，祛除余邪之功。

5. 临证运用

本方能清暑利湿，但利湿之力较弱；若尿少而黄、苔腻者，可加苡仁、滑石、甘草梢以泄热利湿。

实训医案87

陈某，男，1岁。

初诊：1980年7月21日。患儿近一月来发热，咳嗽，气促，痰少，精神萎靡，吃乳少，大便正常。当地治疗不效，门诊以"暑温"（支气管肺炎）收入住院。检查：体温39.1℃，脉搏160次/分，发育正常，母乳哺育，面色苍白，汗出，呼吸急促，鼻翼煽动，胸高撷肚，口唇干燥发绀，喉头有痰声，抽搐，角弓反张，舌红苔黄。心率160次/分，心律尚齐，两肺可闻及明显湿性啰音。立即给青霉素、链霉素、红霉素、地塞米松等，中药予羚角钩藤汤之类，病无好转。7月22日上午会诊：发热39℃，神昏，咳嗽，气促，鼻翼煽动，抽搐握拳，角弓反张，摇唇弄舌，角膜反射存在，瞳孔较正常人明显缩小，等圆等大，对光反射存在，心率200次/分，律齐，两肺有干湿性啰音，舌红苔黄，指纹红紫。中医认为属肝热生风，治宜平肝息风，方用羚角钩藤汤加洋参、蜈蚣、全蝎、抗热牛黄散等。西医诊为"中毒性肺炎"，继用上药加苯巴比妥镇痉。经上述中西医处理后，病情未能控制。中午12时又高热40℃，神昏，呼吸急促，鼻翼煽动，抽搐加重，角弓反张，脉舌如前，病情愈剧，已入险途。

诊断：暑风，暑热动风（支气管肺炎）。

分析与辨证：暑风乃暑热炽盛而见昏迷、抽搐等症。暑热为阳邪，热性急迫，变化迅速，暑热亢极，引动内风，故现抽搐等症。叶天士说："暑邪皆著气分。重镇攻消，清气愈伤。"故用羚角、蜈蚣并不见效，这是重剂遏制病机所致。陈姓儿乃暑邪在上，热邪内迫，气分阻闭而现咳嗽痰阻气促、鼻煽之症；逆传膻中，而现昏迷厥逆；暑热亢极，引动内风，而现四肢抽搐、角弓反张。

治法：清泄暑邪。

方药：雄黄20g（研末），加1~2个鸡蛋白，调敷胸腹消热解毒，透邪外出；次用鲜荷叶铺地，令其卧之以解暑退热；再服清络饮。

鲜荷叶6g，扁豆花6g，鲜竹叶6g，金银花6g，丝瓜络6g，鲜西瓜翠衣20g。

1剂，水煎服。西药只给氧和支持疗法，停用抗痉退热之药。经上述处理后，体温逐渐下降，抽搐等症逐渐减轻。

用药分析：遵"轻可去实"的原则，用轻清凉润之品以和肺，肺气得清，喘咳自平；暑邪得泄，发热自降而抽搐自止。

［邱德泽. 张寿民老中医用"清络饮"治小儿暑风的经验.

江西中医药，1982（4）：32-33.］

本节小结

本节为湿热证后期证治，属于恢复期。如肾虚失固，以小便频数量多，甚至遗尿为主症，应温阳化气，益肾缩尿；如余湿留恋，胃气不舒，脾气未醒，用薛氏五叶芦根汤以轻宣芳化，淡渗余湿；如余邪留扰，气阴两伤，多为湿热病历经发汗、清里、攻下等治法，病势已退，是为病后恢复之际，用薛氏参麦汤以清泄余热，扶中益虚；如暑湿余邪未尽，蒙扰清阳之证，用清络饮以清化暑湿余邪。

【思考题】

1. 请论述湿热病邪在中焦可表现哪些证型？如何辨治？
2. 如何辨别湿温病中的湿与热的轻重？
3. 暑湿弥漫三焦都有哪些证候表现？如何治疗？
4. 请论述藿朴夏苓汤和三仁汤二方的异同。
5. 湿热证后期都有哪些常见证型？如何辨治？
6. 温病湿热类证候过程中有哪些证候可以出现神志变化？表现为何？
7. 试述伏暑暑湿积滞，郁结肠道的证候表现、病理机制及治法用药。
8. 暑湿治用白虎加苍术汤和三石汤其适应证和病机有何异同？
9. 试述湿温恢复期余邪未净证治，其治疗为何？
10. 试述湿温病湿热蕴毒的病机和证治。

思考题参考答案

第一单元

1. 白苔有厚薄滑腻之分。薄苔主表，候卫分之邪；厚者主里，候气分之邪。若白苔欠润，为风热之邪客表；苔薄白而干，舌边尖红，为表邪未解，肺津已伤，亦可见于素体阴虚而外感风热或燥热病邪初犯肺卫；若苔薄白而滑或微腻，为湿邪在表。苔白厚而黏腻为湿热相搏，阻于气分，常伴见口吐浊厚涎沫；苔白厚而干燥，为脾湿未化而津液已伤或肺气伤不能布化津液；苔白厚腻如积粉而舌质紫绛为湿热秽浊郁闭膜原；若苔白腻而舌质红绛为气分湿遏热伏或热入营分而脾湿未化。

2. 病机分析：发病正值春季，初起发热恶寒，病在肺卫，服发汗退热药后伤阴，故体温始退后增；风热之邪入里化热，炼液成痰，肺热下移大肠，腑气不通，故既有咳喘、痰黄属肺热壅盛证表现，又有便秘、腹硬痛属肠腑热结证表现；面赤、心烦、脉数、舌红苔黄腻为热盛伤津，肺中痰热之表现。

3. 病机分析：发病于初夏，由初起的发热微恶寒、无汗，到2日后的高热、头身痛、面目红赤、烦躁、斑疹衄血，此为湿热疫化燥入于营血，气营两燔证。大便干、小便黄短、舌黑苔厚黄腻，为阳明实热兼湿邪未去。

辨证：湿热疫化燥化火，迫血发斑。

立法：清气解毒，凉血化斑，兼祛湿。

方药：化斑汤化裁：水牛角（切片）30g，大青叶20g，生石膏30g，知母10g，丹皮10g，白茅根30g，黄连6g，丹参20g，瓜蒌20g，槟榔30g，甘草6g。水煎，分2次服，每日1~2剂。

4. 病机分析：寒热，汗出，不多饮，胸闷身痛，恶心呕吐，食少便溏，小便黄短，舌红苔腻为湿热困阻中焦，脾胃升降失司，湿热并重。

辨证：湿温，湿热困阻中焦。

立法：辛开苦降，清热化湿。

方药：王氏连朴饮化裁：黄连6g，石菖蒲10g，厚朴10g，半夏10g，炒山栀10g，淡豆豉10g，陈皮10g。水煎服，分2次，6剂，每日1~2剂。

5. 病机分析：初起即见高热面赤，为里热盛；强行退热反而热度升高，神昏抽搐，为气分之热入心包，并引动肝风；少汗为里热盛不能外达；大便多日不解为阳明内实证表现；小便短赤，口唇干燥，舌绛苔黄燥，脉弦滑数等皆为热盛伤津之象。

辨证：春温，阳明燥热，内陷心包，引动肝风。

立法：清泄阳明，开窍息风。

方药：牛黄承气汤加味：生大黄 10g，芒硝 10g（分冲），羚角粉 0.6g（分 2 次冲服），钩藤 15g，连翘 15g，生石膏 30g，栀子 10g，黄芩 10g，生石决明 30g（先下），薄荷 6g（后下）。安宫牛黄丸每次 1 丸，化开冲服，每日 2 次。

6. 邪陷心包，欲动风发痉可见舌体强硬；热入手足厥阴，可见舌卷囊缩；热盛动风，内夹痰浊，阴液失养可见舌体短缩；热入厥阴肝经，动风发痉可见舌斜舌颤。

7. 舌象的变化，一般可客观显示邪热的盛衰、邪热对气血及脏腑的影响程度和病位的浅深，显示营血、津液的盛衰；舌苔的征象，一般也可显示病邪的性质、津液的盈亏以及病变的阶段。如舌红而苔黄燥者反映了热邪炽盛于气分，津液已伤，病位尚不深入。但也有二者的变化不一致的情况，如舌质红绛可与白苔并见，其中有舌红绛而苔白滑腻者，为湿浊未化而邪热已入营分，气分之邪未尽之征象。因此，在舌诊时必须把舌苔与舌质的变化结合起来进行综合分析，才能得出正确的判断。

8. 在温病过程中，舌苔与舌质往往有较快的变化，通过观察其动态的变化，就能有效把握其邪正的进退和气血、津液的盛衰。如舌苔从薄白苔变黄再转为灰黑，表示病邪从表入里，邪势渐甚；如舌苔、舌质由润转燥，提示津液已伤，或湿邪逐渐化燥；如舌苔从厚浊变薄，或由胶滞板结而转浮罩松散状，多为病邪消退之象；如原有舌苔突然退净而光洁如镜，则预示胃阴已经衰亡。如伏气温病初起舌红无苔而渐显舌苔，多为内伏邪热由营血分外转气分之象；如舌质由红绛而突然转为淡红，多为阳气暴脱所致。

9. 下列证型可见到咽喉红肿疼痛：①风热袭肺，风温初起，常伴发热咳嗽；②秋燥病燥热上干清窍者也常出现；③湿热蕴毒上壅之证，常伴有发热，胸痞腹胀，舌苔黄腻等。

10. 斑为阳明邪热迫于血分，疹属太阴风热内逼营分，因此治疗上斑宜清化，疹宜透发。即治斑应清泄胃热，凉血化斑；治疹要宣肺达邪，凉营透疹。如果夹斑带疹，则以化斑为主，兼以透疹。斑疹由于燥屎内结而透发不畅者，应通下腑实，腑气通则表气畅，斑疹自然外透。治疗禁忌：一为斑疹初发之际不可过用苦寒；二为不可妄用升提之品；三为不可妄用滋补，阻塞气机。

11. 水晶痞当清热祛湿，宣畅气机；枯痞当养阴益气为主，佐以清泄湿热。忌用辛温疏散，或纯用苦寒清里。故吴鞠通说："纯辛走表，纯苦清热，皆在所忌。"

12. 病常见热型有八种，其病机分别是：①发热恶寒：为温病初起邪在肺卫的征象；②寒热往来：为热郁半表半里，少阳枢机不利的表现；③壮热：病属邪入气分，热盛阳明；④日晡潮热：病由热结肠道，腑气不通所致；⑤身热不扬：系热为湿郁，湿蕴热蒸的表现；⑥发热夜甚：病由邪热传营，劫烁营阴所致；⑦夜热早凉：系温病后期，余邪留伏阴分的征象；⑧低热：多由温病后期，肝肾阴虚所致。

13. 邪留气分，邪正相持，正气奋起鼓邪外出，出现四肢厥冷，爪甲青紫，脉象沉伏，全身战栗，继而通体汗出等症，谓之战汗。

战汗是正气驱邪的表现。由于邪正抗争的转归不同，临床意义有别：如症见汗出热退，脉静身凉，倦卧不语，脉虚软和缓，是正胜邪却，邪退正虚，病渐向愈的表现；如见战栗而不汗出，多因中气亏虚，不能升发托邪所致，预后差；若见全身战栗，肤冷汗出，烦躁不安，脉疾急不平，为邪气内陷，阳气外脱的危象。

14. 大汗是指全身大量汗出。其病机及表现主要有：①气分热炽，迫津外泄，表现为壮热，烦渴，脉洪大，苔黄燥等。②津气外泄，亡阴脱变，表现为骤然大汗，淋漓不止，汗出黏稠，唇干齿槁，舌红无津，神识恍惚，脉散大。③气脱亡阳，表现为冷汗淋漓，肢冷肢厥，面色青惨，舌淡无华，神气衰微，脉伏或微细欲绝。

15. 温病口渴不欲饮，见于：①湿温病初起、湿邪偏盛时，为湿郁不化，脾气不升，津液不布所致，常伴见身热不扬、胸脘痞闷、舌苔白腻等。②兼夹痰饮，表现为饮水不多，或饮下不舒，伴见胸闷、呕恶、苔腻。③温病热入营分，营阴蒸腾，上潮于口，也表现为口干反不欲饮或不甚渴饮，常伴见身热夜甚、心烦时有谵语、舌红绛、脉细数等。④瘀热搏结，津液不足和有形瘀滞并存，阻滞气机，津不能上承，出现口渴漱水不欲咽，伴见胸胁或少腹硬满刺痛、舌紫晦或有瘀斑、脉沉涩。

16. 神志昏蒙指神志不清，时清时昧，似清似昧，呼之能应，或时有谵语。多为湿热类病证湿热郁蒸于气分，病位重在中焦脾胃，湿热酿痰蒙闭清窍所致。

17. 实证痉厥的表现：手足抽搐、颈项强直、牙关紧闭、角弓反张、两目上视等，来势急剧，抽搐频繁有力，同时可见肢冷、神昏、脉弦数有力等。病机：多为邪热炽盛，热极生风，筋脉受灼而致肝风内动，可见于温病气分、营血分阶段。若并见壮热、口渴、大汗、苔黄者或便秘腹满，为阳明热盛或热结腑实而引动肝风；若并见壮热、咳喘、汗出、苔黄者，为肺（金）受灼，肝（木）失制而风从内生，肝风内动，又称为"金旺木囚"；若并见灼热、昏谵、舌绛等，为心营热盛或血分热盛而引动肝风。

18. 热厥的表现：胸腹灼热而四肢逆冷或不温，常伴神志异常或伴大汗，渴饮，尿黄，便秘，或斑疹、出血症，舌红或绛，苔黄燥或少苔，脉沉实或沉伏而数。病机：热毒炽盛，气机郁滞，阴阳气不相顺接，阳气不能外达四肢所致。

寒厥的表现：无发热，通体清冷，面色苍白，大汗淋漓，气短息微，神情萎靡，甚不识人，舌淡脉沉细欲绝。病机：温病后期阳气大伤，无以温煦全身，虚寒内生所致。

第二单元

1. 指温病过程中卫分之邪未尽即见气分证候，或一起病即见卫分证和气分证并见。如发热、微恶风寒、心烦、口渴、舌质红、苔黄、脉数等症。

2. "卫营同病"是指卫分证未罢而营分证又起，或一起病即卫分证与营分证同时并见。例如伏暑病初起既有发热微恶风寒、头痛、少汗、脉浮数等邪袭卫表的卫分证；又见邪热内舍营分，营热炽盛，营阴耗损的口干反不甚渴饮、舌红绛少苔等营分证。

3. 病机分析：过食酒肉辛辣，胃肠积滞；灼热心烦，舌疮唇裂，咽红肿痛，为积滞化热化火上干，扰于胸膈；便干则阳明蕴热不得外除，津液耗伤。此属于春温热灼胸膈，积滞化火伤津证。

辨证：春温热灼胸膈，腑气不通。治法：宣郁凉膈，兼以通腑。

4. 热入心包的病变，虽应归属营分范围，但其病理变化及临床表现与热入营分者有所不同。在病理上，热入心包是邪热炼痰，热痰闭阻心窍；热入营分是热损营阴而心神被扰。在症状表现上，热入心包以灼热肢厥、神昏谵语或昏聩不语、舌謇为主要见症，神志症状最为严重；热入营分以身热夜甚、心烦不寐、或时有谵语、反不甚渴饮为主要见症，热损营阴症状显著而神志症状较轻。

5. 卫气营血辨证的意义是：①明确病变深浅层次；②确定证候类型及病变性质；③为确立正确的治法提供依据。

6. 营分证：营热阴伤，心神被扰；身热夜甚，口干不甚渴饮，心烦不寐，时有谵语，斑疹隐隐，舌质红绛，脉细数；身热夜甚，心烦谵语，舌红绛。

血分证：热甚迫血，热瘀交结；灼热夜甚，躁扰不安或神昏，谵语，斑疹显露，吐、衄、便、溺血，舌质深绛，脉细数；斑疹，出血，舌深绛。

7. 手太阴肺、手厥阴心包

手太阴肺包括邪袭肺卫证、邪热壅肺证和湿热袭肺证。邪袭肺卫证的病机为卫气受郁，肺气失宣，辨证要点：发热，微恶风寒，咳嗽；邪热壅肺证的病机为邪热壅肺，肺气闭郁，辨证要点：发热，咳喘，苔黄；湿热袭肺证的病机为湿热阻肺，肺失清肃，辨证要点：身热不扬，胸闷，咳嗽，苔白腻。

手厥阴心包包括热闭心包证和痰蒙心窍证。热闭心包证的病机为邪热内陷，机窍阻闭，辨证要点：神昏，肢厥，舌绛；痰蒙心窍证的病机为湿热酿痰，蒙闭心包，辨证要点：神识昏蒙，苔腻。

8. 剧烈运动后汗出多，腠理疏松，表气不固，外邪乘虚而入。从当晚的症状恶寒发热、口干、咽微痛，以及第二天的咳嗽白痰来看，可以判定温邪袭于上焦，符合风热病邪初犯肺卫的证候。由于治疗不力，致使病邪由表入里，由卫及气，见恶寒消失而发热加重，咳嗽痰黄，口渴，舌红苔黄，脉数，符合肺经里热证的诊断，故辨证为邪热壅肺证。

本证按卫气营血辨证属气分证，按三焦辨证属上焦证，按病证性质分类属温热证（或痰热证）。

第三单元

1. 银翘散和桑菊饮均为辛凉解表剂，都可用于风热病邪侵袭肺卫所致的发热、咳嗽、口微渴等证；但二者方剂组成不同，功效和主治各有偏重。银翘散中有辛散透表的荆芥、豆豉，故解表之力较强，称为辛凉平剂；桑菊饮中有杏仁降肺气，故宣肺止咳力较强，为辛凉轻剂。所以风温邪袭肺卫而病变中心偏于卫，以发热、恶寒、无汗或少汗为主症者，宜选用银翘散；病变重心偏于肺而表证较轻，以咳嗽为主症者，宜选用桑菊饮。

2. 风温痰热结胸证为热入气分与痰互结于上焦胸脘，气机失于通降所致。症见身热面赤，渴欲凉饮，饮不解渴，脉洪滑。治宜清热化痰开结，方用小陷胸加枳实汤。本证身热面赤，渴欲凉饮，有似阳明无形热盛之象，但舌苔黄滑而非黄燥，且有胸脘满痛，则非阳明经证。其大便秘结，有似阳明腑实，但腑实便秘，必见潮热或腹部硬满疼痛；今身热、便秘而腹不硬，且舌黄亦不黄厚干燥，脉象亦不沉实，则非腑实可知。

3. 风温肺热移肠证乃肺胃邪热下移大肠之候。临床每以身热咳嗽，下利色黄热臭，肛门灼热，腹不硬痛，苔黄，脉数等为表现。其中，邪热在肺，故见身热咳嗽；因肺与大肠相表里，胃与肠相连属，肺胃邪热不从外解，又不内结成实而迫注大肠，则下利色黄热臭，肛门灼热；至于苔黄，脉数亦为里热之征。本证下利热臭，肛门灼热，颇似热结旁流，但热结旁流为燥屎内结不下，致使粪水从旁而流，故所下多恶臭稀水，腹部必按之作痛；而本证为肺热移肠，故所下多黄色稀便而不是稀水，由于内无燥屎，所以腹无硬痛感觉。根据其病理特点，肺热移肠证治宜苦寒清热止利，用葛根芩连汤；而热结旁流宜用调胃承气汤。

4. 相同点：均属热邪壅肺，均有身热咳喘，汗出，苔黄，脉数气分实热证的表现。不同点：麻杏石甘汤证为单纯的邪热壅肺而肺失宣降，治以清热宣肺平喘；宣白承气汤证为肺有痰热，腑有热结的肺与大肠同病证，临床所见既有痰涎壅盛，喘促不宁，又有便秘，潮热，治以清肺化痰，通腑泄热。

5. 从机理上看，阳明热结的神昏为邪热与肠中糟粕相结，里热熏蒸，上扰神明所致，而非心包本身病变；逆传心包为邪热内陷，灼液为痰，痰热阻闭包络所致。因此，从神志症状比较，前者神昏谵语，语声重浊，神志症状轻；后者神昏谵语或昏聩不语，神志症状重。尤须重视的是后者在神昏的同时伴有舌謇而语言不利，胸腹灼热，四肢厥冷；而阳明热结的神昏一般不伴舌謇肢厥。同时，阳明腑实热结，因气分热盛，里热蒸腾，多见日晡潮热，大便秘结，腹胀满硬痛，苔黄黑燥，脉沉有力；逆传心包为以神志异常为主的营分证，故有营热阴伤的表现，如舌鲜绛，脉细数。

6. 热郁胸膈证与热灼胸膈证的病位均在胸膈，均属于气分证，但其证治有所不同。热郁胸膈以心烦、坐卧不安为主症，虽属邪热在里，但里热未甚，气郁不宣，津液未伤，故一般多身热不甚，舌苔微黄而不燥；治宜清宣郁热，代表方为栀子豉汤。热灼胸膈以胸膈灼热如焚、唇焦咽燥为主症，因里热亢盛，耗伤津液，故身热不已，烦躁不安，苔黄或黄白欠润；若兼有腑气不降者，可兼见便秘，但腹部并不硬满胀痛，且脉不沉实，并非阳明热结腑实之证；治宜清泄膈热，代表方为凉膈散。

7. 热陷心包证多由邪在手太阴肺卫时，或因感邪太重，或因失治、误治，或因心气素亏，以致邪热内陷，逆传心包而成。其临床表现主要是身体灼热，神昏谵语或昏聩不语，舌謇肢厥，舌质红绛，脉细数等。治以清心开窍，用清宫汤送服安宫牛黄丸或紫雪散、至宝丹。

热灼营阴证多因素体营阴不足，复感温热病邪，或气分之热不解，病邪深传营分所致。邪热入营，阴损热炽则身热夜甚，咽干不甚渴，舌绛无苔，脉象细数；热毒入营，心神被扰则心烦躁扰，甚或时有谵语；热窜血络则斑疹隐隐。治宜清营泄热法，方选清营汤。

热盛迫血为血分热毒炽盛，迫血妄行之候。热陷血分，扰于心神则躁扰不安，甚或昏狂谵妄；热盛营血则身体灼热；热邪伤络，迫血妄行，溢于脉外则见便血、溺血之候；血溢肌肉，瘀于皮下则斑出稠密，成片成块；斑色紫黑，舌质深绛，脉数均为血分热毒壅盛之象。热毒内陷血分，迫血妄行要以凉血散血、清热解毒为治法，方选犀角地黄汤。

8. 二证的相同点：二者均是热伤肾阴，肾水不足，心火亢盛，水不济火，心肾不交之证，临床表现均有身热，心烦，舌红苔黄燥，脉细数等症。二者不同点：黄连阿胶汤证是以心火亢盛为主，临床表现以心烦不得卧为主症，治则偏重于降心火。以黄连、黄芩清邪热、泄心火为主药；阿胶、白芍滋肝肾，养肝阴；鸡子黄补精血，交通心肾。连梅汤证是以肾水亏损为主，临床表现以消渴不已、麻痹为主症，治则偏重于滋肾水为主，兼以清泻心火。药以乌梅与黄连相合，有酸苦泄热之效；阿胶、生地滋肾液；麦冬甘寒滋阴。

9. 黄连阿胶汤适用肾水亏于下，不能上济于心，心火亢于上，不能下交于肾，而致阴虚火炽的证候。大定风珠适用于阴欲竭水不涵木，时时欲脱，纯虚无邪的虚风内动证。而青蒿鳖甲汤则适用于余邪虽轻，但深伏阴分，耗损阴液的余邪留伏阴分证。

10. 吴鞠通《温病条辨》论阳明温病下之不通五证："阳明温病，下之不通，其证有五：应下失下，正虚不能运药，不运药者死，新加黄龙汤主之；喘促不宁，痰涎壅滞，右寸实大，肺气不降，宣白承气汤主之；左尺牢坚，小便赤痛，时烦渴甚，导赤承气汤主之；邪闭心包，神昏舌短，内窍不通，饮不解渴者，牛黄承气汤主之；津液不足，无水舟停者，间服增液；再不下者，增液承气汤主之。"

	主治证候	主要临床见症	组成
宣白承气汤	痰热阻肺，腑有热结	痰涎壅盛，喘促不宁，潮热便秘，苔黄滑	生石膏、生大黄、杏仁、瓜蒌皮
牛黄承气汤	热陷心包兼腑实	神昏，舌謇肢厥，便秘，腹满硬痛，舌绛，苔黄燥	安宫牛黄丸、生大黄末
增液承气汤	阳明腑实，阴液亏损	身热，便秘或热结旁流，苔焦燥，脉沉细	玄参、麦冬、生地、大黄、芒硝
新加黄龙汤	阳明腑实，气液两虚	身热便秘，口干咽燥，倦怠少气，目不了了，脉沉弱	玄参、麦冬、生地、大黄、芒硝、人参、当归、海参、姜汁、甘草
导赤承气汤	阳明腑实，小肠热盛	身热便秘，烦渴，小便短赤痛不畅，舌红	赤芍、生地、黄连、大黄、芒硝、黄柏

第四单元

1. 湿热病邪留恋中焦，应辨别湿热的偏轻偏重，如湿重于热、湿热并重、热重于湿三种类型。因湿在中焦所以临床表现主要是脾胃的病理变化，均有脘痞、身重、苔腻。湿重于热者，可见身热不扬，苔白腻不渴；湿热并重可见发热较重，渴不欲饮，苔微黄而腻，溲赤；热重于湿者，可见壮热，烦渴，苔黄腻，溲赤。湿热病邪在中焦，湿重于热，应芳香宣化，燥湿运脾，用雷氏芳香化浊法；湿热并重交蒸脾胃，应燥湿泄热，辛开苦降，用王氏连朴饮；热重于湿者，应清泄阳明胃热，兼燥太阴脾湿，用白虎加苍术汤。

2. 应辨识发热、汗出、口渴、神志、二便及脉舌等表现。身热不扬，口不渴，或渴不欲饮，或渴喜热饮，神志昏蒙，时清时昧，溲短不利或浑浊，大便稀溏，苔白腻，脉濡缓为湿偏盛；热高汗多，口渴欲饮，或喜凉饮，神志昏蒙，谵语躁扰，大便秘结，小便短赤，苔黄腻或燥，脉数者为热偏盛；身热汗出不解，午后热甚，大便溏臭，小便短赤，舌红苔黄腻，脉滑数为湿热并重。

3. 暑湿弥漫三焦可见身热，面赤，咳痰带血，不甚渴饮，耳聋，胸闷，脘痞，下利稀水，小便短赤，舌红赤，苔黄滑。治宜清热利湿，宣通三焦，方用三石汤。用杏仁宣开上焦肺气，气化则暑湿易化；石膏、竹茹泄中焦邪热；滑石、寒水石，通草清利湿热；银花、金汁涤暑解热。

4. 藿朴夏苓汤和三仁汤都有杏仁、蔻仁、薏苡仁、半夏、厚朴，具有开上、畅中、导下的作用，能够宣化表里之湿，适用于湿温初起湿遏卫气、表里合邪之证。但藿朴夏苓汤中用豆豉配藿香疏表透邪，用生薏仁、猪苓、泽泻淡渗利湿，其宣透和淡渗作用较强，适用于湿邪较重，热象不显而表证较著者；三仁汤用竹叶、滑石、通草透泄湿中之热，故用于湿渐化热，卫表湿郁稍轻者为佳。

5. 一是湿热证后期余湿留恋，胃气不舒，脾气未醒。以脘中微闷，知饥不食为主症。药用薛氏五叶芦根汤以轻宣芳化，淡渗余湿。二是湿热证后期余邪留扰，气阴两伤，多为湿热病历经发汗、清里、攻下等治法，病势已退，是为病后恢复之际。药用薛氏参麦汤以清泄余热，扶中益虚。三是湿热证后期暑湿余邪未尽，蒙扰清阳之证，症见头目不清，昏眩微胀。药用清络饮以清化暑湿余邪。

6. 湿热酿痰，蒙闭心包证可见神识昏蒙，时清时昧，似清似昧；暑湿内陷心营可见目合耳聋，神志不清，时有谵语或四肢抽搐；热闭心包，郁阻血脉证可见神昏谵语；余邪留扰，气阴两伤证可见神思不清，倦语。此外，湿阻肠道，传导失司证可见神识如蒙；湿浊上蒙，泌别失职证可见热蒸头胀，呕逆神迷。

7. 暑湿积滞，郁结肠道证临床表现：身热稽留，胸腹灼热，呕恶，便溏不爽，色黄如酱，苔黄垢腻，脉滑数。本证暑湿郁蒸气分，困阻中焦，与积滞互结，阻滞肠道。暑湿郁蒸，故见身热稽留；湿热交阻于肠道，传导失司，气机不畅，故见大便溏而不爽，色黄如酱；暑湿积滞蕴结于里，则胸腹灼热；胃气不降，浊气上逆，则恶心呕吐；舌苔黄而垢腻，脉滑数，均为里有暑湿积滞之象。应治以导滞通下，清热化湿。药用枳实导滞汤（《通俗伤寒论》），由枳实、生大黄（酒洗）、山楂、槟榔、川朴、川连、六神曲、连翘、紫草、木通、甘草组成。

8. 白虎加苍术汤证与三石汤证病理均为湿热证，故都有高热、汗出、面赤、气粗、口渴欲饮、苔黄微腻、脉滑数等热重于湿的全身表现。区别在于前者病位在中焦脾胃，可见脘痞，身重，阳明经热盛兼夹脾湿；后者为暑湿弥漫三焦，蒙上流下，可见上中下三焦气化不利的表现，可见面赤，耳聋，胸闷咳喘，痰中带血，脘痞腹胀，下利稀水，小便短赤。

9. 在湿温病恢复期阶段，热邪已解，身热已退，或午后有低热，但余湿未净，胃气不舒，自觉脘中微闷，知饥不食，舌苔薄腻。治宜轻清宣化，清涤余邪。方用薛氏五叶芦根汤。药用藿香叶、薄荷叶、荷叶、枇杷叶、佩兰叶轻清宣化，芳香醒胃；芦根、冬瓜仁清利湿热。轻清之品，可宣通上焦阳气。

10. 湿温湿热蕴毒系由湿热交蒸，蕴久成毒，充斥气分所致。症见发热口渴，小便黄赤，身目发黄，脘腹胀满，呕吐，头晕胀，咽喉肿痛或颐肿，苔黄腻，脉滑数。热伤津故发热口渴，小便黄赤；湿热交蒸，胆汁外溢故身目发黄；气阻故脘腹胀满，呕吐，头晕胀；热毒上壅故咽喉肿痛或颐肿；苔黄腻，脉滑数为湿热内蕴。治应清热化湿解毒，药用甘露消毒丹（《温热经纬》），以黄芩、连翘、薄荷清透热邪；射干、川贝解毒利咽；藿蔻、菖蒲芳香化浊以畅中；茵陈、滑石、木通利湿泄热导下，使热清湿化而毒解，则诸症可愈。